Déjà parus aux Éditions Dangles

Acupuncture : le défi par l'aiguille, Dr Jacques Amoyel.
Adieu ma cellulite ! Colette Marsicano & Dr Philippe Balard.
Adoptez la respiration positive !, Dr Jean-Loup Dervaux.
Aquafeeling, Alain Lambert et Marie-Noëlle Varieras.
Anorexie et Boulimie, Vittoria Pazalle.
Antibiotiques, Jean-Marc Darguère.
Atlas des centres énergétiques, Kalashatra Govunda.
Au sein... du cancer, Ester Lynne.
Cholestérol. Prévention de l'athérosclérose et des maladies cardio-vasculaires, Jean-Luc Darrigol.
Comprendre et combattre la douleur, Dr Michèle Benigno.
Cosmétiques : le pire et le meilleur, Chantal Clergeaud.
Encyclopédie des thérapies naturelles, Dr Guy Avril.
Fleur de lait, Anna Rousseaux de Léo.
Grippe aviaire, Jean-Pierre Juguet.
Guérir de l'alcoolisme, Jean-Baptiste Vignon.
Guide de l'esthétique, Dr François Perrogon.
Guide thérapeutique des couleurs, Dr Christian Agrapart & Michèle Agrapart-Delmas.
Guide pratique d'homéopathie pour tous, Dr Daniel Berthiers & Dr Jean-Jacques Jouanny.
Gymnastique douce, Yvonne Sendowski.
Gymnastique quotidienne, Dr James-Edouard Ruffier.
Homéopathie du nourrisson et de l'enfant, Dr Baudouin Caironi.
Initiation au magnétisme curatif, Michel Nicole.
Initiation au yoga, Thierry Loussouam.
Introduction à l'iridologie, André Roux.
Jeune et belle après 40 ans, Louis Faurobert.
L'Argile pour votre santé, André Passebecq.
La Biorésonance, Reinhold D. Will.
La Fatigue, Roland Reymondier.
La Glande thyroïde en questions, Dr Jean-Loup Dervaux.
L'aloe vera pour votre santé, Martina Krcmar.
La Maladie d'Alzheimer, Mireille Peyronnet & Dr Jean-Loux Dervaux.
La Médecine Ayur-Védique, Gérard Edde.
La Pause massage, Joël Savatofski, illustrations de Denis Desailly.
La Phyto-aromathérapie pratique, Marcel Bemadet.
La Santé de vos yeux, André Passebecq & Jeanine Passebecq.
La Santé jour après jour, Dr Moshé Engel.
La Spasmophilie, Dr Jean-Loup Dervaux.
Le Drainage-Vitalité, Dominique Jacquemay.
Le Corps et ses rythmes, Eric Marsaudon.
Le Geste qui soigne, Gilles Orgeret.
Le Livre du dos, Guy Roulier.
Le Massage douceur, Joël Savatofski.
Le Massage minute, Joël Savatofski, illustrations de Denis Desailly.
Les Aimants pour votre santé, Dr Louis Bonnet.
Les Allergies, Dr Jean-Loup Dervaux.
Les Anti-oxydants, Dr Line Martin.
Les Bains d'air et de soleil, Jean-Luc Senninger.
Les Cristaux, Ulricke Tôlken.
Les Couleurs pour votre santé, Gérard Edde.
Les Nutriments anti-âge, Dr A. Bechaalany.
Les Soins naturels de l'enfant, Laurence Buiret-Grégoire.
Les Thérapies marines, Dominique Hoareau.
Les Voies de la guérison, Dr B. Thouvenin.
Lexique des compléments alimentaires, Jean-Marc Darguère.
L'Homéopathie pratique, Dr Claude Binet.
L'Ostéopathie : deux mains pour vous guérir, Guy Roulier.
Manuel pratique de digitopuncture, Gérard Edde.
Massage réflexe des pieds, Jean-Pierre Krasensky.
Mieux vivre son diabète, Jean-Luc Darrigol.
Migraines et céphalées, Dr Jean-Loup Dervaux.
Mincir naturellement, André Passebecq.
Oligo-éléments et oligothérapie, Dr Claude Binet.
Précis d'acupuncture chinoise, Académie de médecine traditionnelle chinoise.
Précis de médecine chinoise, Éric Marié.
Psychosomatique et guérison, Dr S. Idelman.
Remèdes naturels de traditions populaires, Jean-Marc Darguère.
Rhumatismes et arthrites, André Passebecq.
Rhumes, Otites, Bronchites, c'est terminé !, Dr Jean-Loup Dervaux.
Santé et beauté de vos cheveux, Jean-Luc Darrigol.
Santé et cosmo-tellurisme, Boune Legrais & Gilbert Altenbach.
Stretch Massage, Joël Savatofski.
Thérapeutique homéopathique, tome I de abcès à hystérie, Claude Binet.
Thérapeutique homéopathique, tome II de ichtose à zona, Claude Binet.
Traditions indiennes, Patrick Mandala.
Traitements naturels de la constipation, Jean-Luc Darrigol.
Traitements naturels des affections circulatoires, André Passebecq.
Traitements naturels des affections respiratoires, André Passebecq.
Traitements naturels des reins, vessie, prostate, André Passebecq.
Traitements naturels des troubles digestifs, André Passebecq.
Vaccinations, Michel Georget.
Vaincre la fatigue, Roland Reymondier.
Vitamine et vitaminothérapie, Dr Claude Binet.
Votre santé par la diététique et l'alimentation saine, André Passebecq - 23e édition.

Guide pratique d'homéopathie pour tous

AUTRE OUVRAGE DES MÊMES AUTEURS

Daniel Berthier (en collaboration avec docteur J.-M. Ferret) : Homéopathie en médecine du sport (Éditions Boiron, Lyon, 1987).

Docteur Daniel BERTHIER
et
Docteur Jean-Jacques JOUANNY

Guide pratique d'homéopathie pour tous

Traitements homéopathiques simples des maladies courantes en l'absence du médecin

27e mille

ISBN : 978-2-7033-0344-2

Une marque du groupe éditorial PIKTOS, rue Gutenberg
31750 Escalquens

Bureau parisien : 6, rue Régis - 75006 Paris

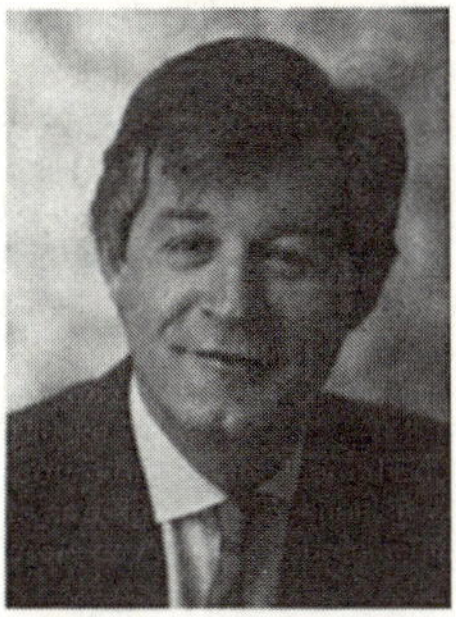

Docteur Daniel BERTHIER :

Né en 1946, le docteur Daniel Berthier fit ses études de médecine à la Faculté de Lyon, puis présenta une thèse de cardiologie à Marseille en 1975. Il y exerça plusieurs années en hôpital privé (médecine interne, cardiologie, dialyse rénale, réanimation médicale...).

Il fit ensuite des études d'homéopathie au Centre d'enseignement de l'homéopathie lyonnais (C.E.H.L.) et au Centre d'enseignement et de documentation de l'homéopathie (C.E.D.H.). Il obtint son diplôme d'homéopathie en 1980, délivré par l'École française d'homéopathie (Paris).

Il est ensuite devenu enseignant au C.E.D.H. de Lyon, puis créa le C.E.D.H. de Grenoble qu'il anima durant 2 ans.

Depuis 1985, il est chargé de cours à la Faculté de Marseille, pour le diplôme d'homéopathie. Parallèlement, il anime de nombreux séminaires d'initiation pour médecins et pharmaciens, tant en France qu'à l'étranger (U.S.A., Canada, Italie, Maroc, Portugal...).

Il est également membre de l'Institut Boiron, plus spécialement chargé de recherche clinique en clientèle privée et hospitalière.

Il consulte actuellement à Lyon.

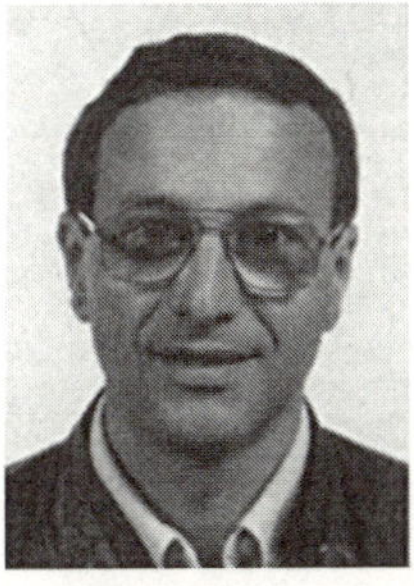

Docteur Jean-Jacques JOUANNY :

Né en 1954, le docteur Jean-Jacques Jouanny fit ses études médicales à Lyon (Institut Alexis-Carrel) et obtint son diplôme de médecin homéopathe au Centre d'étude et de documentation de l'homéopathie (C.E.D.H.) de Lyon en 1981.

Depuis 1983, il est devenu enseignant au C.E.D.H. de Lyon, au C.E.H.A. (Antilles) et au C.E.H.R. (Réunion).

Il participe à la formation de médecins homéopathes étrangers et, en collaboration avec le docteur Berthier, à des séminaires de perfectionnement pour homéopathes et pharmaciens diplômés.

Il est membre de l'Institut Boiron, et participe à une commission de recherche clinique sur l'efficacité de l'homéopathie dans des pathologies précises.

Depuis 1981, il consulte quotidiennement à Valence (Drôme).

Introduction

1. Samedi midi...

Ce lundi matin commence mal :

— Franchement, Docteur, ce n'est pas possible ! Samedi à midi, Jérôme a commencé à avoir de la fièvre, et il a fait une otite dans la nuit. Bien sûr, impossible de vous joindre, j'ai dû faire appel au médecin de garde qui lui a encore donné des antibiotiques. C'est toujours le samedi qu'il est malade, au moment où vous êtes parti !

Remarquez, je comprends parfaitement que les médecins aient besoin de repos comme tout le monde, mais vous avouerez que je n'ai pas de chance !...

— Vous avez pourtant l'habitude de le soigner vous-même depuis le temps que vous traitez vos enfants par homéopathie. Vous n'avez donc pas de livre pour vous aider ?

— Bien sûr que si, j'ai plusieurs guides, mais je m'y perds au milieu de tous ces médicaments avec des noms latins, et qui ont tous des indications qui se ressemblent. D'ailleurs, vous m'avez dit que vous étiez contre les ouvrages de vulgarisation, qu'on ne pouvait enfermer la médecine en 200 pages pour le grand public.

— En effet, je l'ai dit, mais il faut bien vous aider pendant le week-end... Ainsi, vous trouvez que tous les médicaments se ressemblent ?

— Pas tout à fait, depuis le temps j'ai pris l'habitude. La vérité, c'est que je n'ose pas le traiter tant que je ne suis pas sûre de ce qu'il a. Je vois bien s'il s'agit d'un rhume, d'une toux ou d'une diarrhée, mais j'ai toujours peur de me tromper ou de passer à côté de quelque chose de grave. C'est pourquoi je fais toujours appel au médecin pour qu'il me fasse un diagnostic.

— C'est une étape indispensable en médecine, donc en homéopathie. Cela dit, il y a des maladies simples que vous pourriez reconnaître facilement, d'autant que Jérôme a toujours tendance à faire la même chose. Ce qu'il lui faut, c'est un traitement de fond, qui prenne en charge la totalité de son terrain et lui permette de mieux se défendre contre les infections.

Il faudrait vous donner également les moyens de reconnaître ses maladies aiguës, et vous donner quelques schémas thérapeutiques qui vous permettent d'attendre le lundi.

J'ai un ami homéopathe qui a, comme moi, l'habitude des maladies aiguës. Nous allons réfléchir ensemble à votre problème du weekend en confrontant nos expériences et écrire un livre pour vous et pour toutes les mères de famille dans votre cas. Nous ne sommes pas des romanciers, ni lui ni moi, et ce livre risque d'être un peu technique. Mais il gagnera en sérieux ce qu'il perd en couleurs.

Pourtant, ne comptez pas sur nous pour aborder des maladies chroniques, qui sont très compliquées et que nous ne pouvons vous expliquer en quelques pages, même avec la meilleure volonté du monde. Pour traiter ces problèmes, il faut absolument être médecin, c'est-à-dire connaître très bien la thérapeutique classique et homéopathique. Vous comprendrez facilement qu'on ne peut résumer 7 ans d'études et 3 ans de spécialité en un livre de poche...

Mais dites-moi tout d'abord, est-ce que vous connaissez bien l'homéopathie, ses principes généraux, ses indications, ses limites ?

— Je n'en suis pas sûre. J'ai lu des livres là-dessus, mais je préférerais que vous me l'expliquiez vous-même, car tout n'est pas clair.

— Dans ce cas, je vous invite à me suivre au chapitre suivant pour vous éclaircir les idées...

2. Qu'est-ce que l'homéopathie ?

— Voyez-vous, Mme B..., tout le monde parle d'homéopathie, la juge, la condamne parfois, et peu de gens savent exactement de quoi il s'agit. Elle est vieille de près de 200 ans, mais la mode des « médecines douces » la fait apparaître comme un phénomène récent.

— C'est vrai qu'il y a seulement 20 ans, on n'en parlait pas...

— Elle était alors réservée à un petit nombre d'initiés qui en étaient très contents mais ne le faisaient pas savoir. Et puis, il y avait beaucoup moins de médecins homéopathes que maintenant, et les délais de rendez-vous étaient très longs, ce qui décourageait beaucoup de gens.

— Maintenant que les plantes sont revenues à la mode, on en parle plus et on a envie de retrouver une médecine naturelle qui n'ait pas tous les inconvénients de la médecine actuelle.

— L'homéopathie n'a rien à voir avec la médecine par les plantes, qu'on appelle « phytothérapie » ; et elle ne s'oppose pas non plus à la médecine actuelle, **elle la complète.** Chaque médecin a à sa disposition un certain nombre de moyens thérapeutiques comme les médicaments, la chirurgie, la radiothérapie, les massages, les cures thermales, etc.

L'homéopathie fait partie de ces moyens, au même titre que les autres, et c'est au médecin de choisir ce qui lui semble le mieux adapté au problème de son patient.

— Mais l'homéopathie est bien une médecine naturelle ?

— Bien sûr, les médicaments homéopathiques sont tous des substances naturelles tirées des trois règnes : végétal, animal et minéral. Mais c'est l'expérimentation sur l'homme sain qui décide si on peut ou non l'utiliser comme remède. Pour bien comprendre cela, il faut se souvenir de la définition de l'homéopathie : **méthode thérapeutique basée sur le phénomène de similitude et utilisant des médicaments à doses faibles ou infinitésimales.**

— Qu'entendez-vous exactement par « *méthode thérapeutique* » ?

— Cela signifie que la médecine est une, que les moyens de diagnostic sont les mêmes pour tous les médecins. L'homéopathie n'est pas une médecine différente car elle n'intervient qu'au moment du traitement. Les étapes de la consultation sont identiques au début, que ce soient l'interrogatoire, l'examen du malade, la prescription d'examens spécialisés comme les radiographies, l'électrocardiogramme, les prises de sang, etc. On peut simplement remarquer qu'un médecin homéopathe pose des questions un peu plus « fouillées » que son confrère classique, car il recherche ce qui caractérise le terrain individuel de son patient dans sa maladie.

— C'est vrai que certaines questions sont parfois un peu bizarres...

— Ce n'est pas la majorité. Vous pensez sans doute aux questions que nous posons sur les attirances ou les dégoûts alimentaires ? Elles peuvent surprendre, mais elles nous sont parfois utiles pour déterminer le profil caractéristique de notre malade, associées à d'autres renseignements comme son comportement en fonction du climat, des heures de la journée, des actes physiologiques comme la digestion, les règles, etc. Tout ce que nous nommons dans notre jargon les « *modalités* ». On se rend compte ainsi que chaque individu est unique, et c'est une des grandes forces de l'homéopathie que de proposer à chacun un traitement « sur mesure ».

— Et comment faites-vous pour choisir le bon médicament, au milieu de tous ces symptômes ?

— Nous le cherchons dans tous ceux de la matière médicale, c'est-à-dire le recueil de tous les médicaments, en établissant une *relation de similitude.*

— ???!!...

— Vous allez comprendre : si un jour, en passant près d'une ruche, vous êtes piquée par une abeille, que se passe-t-il ?

— Cela fait très mal et j'ai la peau qui gonfle avec une sensation de brûlure ; cela me démange horriblement.

— Exactement. Vous venez de faire (involontairement) l'expérimentation sur un individu sain de l'effet toxique du venin d'abeille. Si vous affinez un peu votre observation, vous constaterez que l'œdème de la peau est de teinte rosée, et que vos sensations de brûlure sont nettement améliorées par les applications fraîches, comme de l'eau froide. C'est cette amélioration par le frais que l'on appelle une « modalité ». Si vous êtes hypersensible au venin, vous pourrez même avoir des répercussions graves sur les muqueuses et les séreuses de l'ensemble de l'organisme.

Maintenant, imaginez que vous êtes allergique aux fraises et que vous en mangiez quand même, que se passe-t-il ?

— Je vais être couverte d'urticaire. Je le sais, cela m'est déjà arrivé.

— Et comment se manifeste votre urticaire ?

— Sous forme de plaques rouges sur tout le corps, qui démangent. Il n'y a que l'eau fraîche qui me soulage.

— Eh bien, le remède « homéopathique » à votre urticaire (*homeo* = semblable, *pathos* = souffrance) sera le venin d'abeille dilué et dynamisé selon les règles de la pharmacie homéopathique ! Les deux tableaux cliniques sont semblables, pour des causes différentes. C'est **votre** réaction qui compte et, en mangeant des fraises, vous réagissez **comme si** vous aviez été piquée par une abeille. Dans ce cas, prenez APIS MELLIFICA 9 ou 15 CH, 5 granules toutes les heures. L'amélioration sera très rapide. Vous voyez, tout se passe comme si chaque substance homéopathique avait deux pôles d'action opposés :

* A forte dose, une action toxique ou tout au moins capable de créer des symptômes chez un individu sain en expérimentation.
* A petite dose, une action curative de ces mêmes symptômes.

C'est ce qu'Hahnemann (l'inventeur de l'homéopathie) a démontré en reprenant les idées d'Hippocrate, dès 1790. Cela ne date pas d'hier !

— Et ces fameuses « petites doses homéopathiques », si faibles qu'on prétend qu'il n'y a plus rien dedans, qu'en dites-vous ? Il faut bien qu'il reste quelque chose pour que cela marche, sinon c'est impossible ?

— Ces petites doses sont en fait elles aussi le fruit de l'expérimentation. Quand Hahnemann a prouvé la réalité du principe de similitude, c'était (en 1790) une révolution ! Il avait commencé en étudiant le quinquina qui l'intriguait, car on l'utilisait à petites doses pour guérir les « fièvres », et il était parallèlement capable à forte dose de provoquer des fièvres semblables ! Après l'avoir essayé sur lui-même (heureusement, il y a toujours des gens courageux dans la recherche scientifique...), il l'a essayé sur son entourage. Puis, constatant que « cela marchait » à chaque fois, il a expérimenté d'autres substances médicinales de son époque comme l'aconit, la belladone, le mercure, etc. A chaque fois, ce principe de similitude se vérifiait, mais les doses qu'il employait étaient trop fortes et l'effet curateur était perturbé par l'effet toxique. C'est pourquoi il a eu l'idée (géniale) de diluer de plus en plus ces substances pour voir ce qui se passait.

Il a alors constaté que plus il diluait les substances tout en les dynamisant (c'est-à-dire en les secouant fortement), plus l'effet curateur se manifestait, alors que l'effet toxique disparaissait très vite. C'est ainsi que, contre la raison même, il est arrivé à des dilutions « infinitésimales » très actives, et qui posent des problèmes aux scientifiques de notre époque.

— Si j'ai bien tout compris, l'homéopathie comporte trois originalités par rapport à la médecine classique :

* des symptômes particuliers que vous prenez en compte pour individualiser chaque traitement,

* l'utilisation systématique de ce phénomène de similitude, et

* l'emploi de médicaments à doses très faibles, qui ont tous été expérimentés sur des sujets sains et volontaires ?

— C'est tout à fait cela, et vous avez compris qu'il ne s'agit nullement d'une philosophie ou d'une secte, mais de la première approche réellement expérimentale de la médecine, bien avant Claude Bernard. Mais depuis Hahnemann, les choses ont évolué et, bien que nous respections grandement l'inventeur de la méthode, il faut bien se rendre compte que la médecine a changé. Ce qui caractérise encore de nos jours l'homéopathie, c'est une vision particulière du malade dans sa maladie, donc une démarche clinique originale, étayée par une recherche fondamentale sérieuse et qui intéresse tout le monde, y compris les physiciens.

Je ne vous parlerai pas de la Recherche fondamentale, qui est affaire de spécialistes et qui est menée par de très grands laboratoires universitaires non homéopathiques. Leurs résultats ont déjà étonné le monde scientifique et ont été largement repris par les médias, plus ou moins bien intentionnés. Nous n'en sommes qu'au début et les recherches à venir risquent de remettre en cause un certain nombre de dogmes...

— Et en médecine de tous les jours ?

— L'homéopathie avait quelques décennies d'avance dans l'analyse de la maladie et de la santé. Souhaitons, pour le bien de tous, que ses conceptions soient reprises par l'ensemble du corps médical pour faire avancer les choses. Le processus est en marche, et ce qui paraissait « révolutionnaire » au siècle dernier entre peu à peu dans la pratique médicale moderne. Citons en vrac :

* L'approche **individuelle** du malade dans **sa maladie,** avec la « forme clinique » qui lui est propre, ainsi que la solution thérapeutique adaptée à chacun.

* L'approche **globale** du malade dans toutes ses composantes physiques et nerveuses avec la prise en compte des interrelations entre elles, chacun étant ainsi considéré comme une unité biologique réagissant dans son ensemble.

* Les notions de **chronobiologie,** qu'on semble découvrir depuis peu, et qui sont utilisées depuis 150 ans par les homéopathes.

* Les relations entre un individu et son **environnement,** qu'il soit naturel, professionnel, familial et l'harmonisation de ces relations.

* L'idée de **médecine préventive** qui rejoint celle de la santé dans son ensemble, et pour laquelle l'homéopathie apporte des solutions adaptées à chacun.

* L'utilisation de la propre **énergie** du sujet, la stimulation de ses défenses naturelles pour retrouver la santé.

* La recherche constante de l'**équilibre,** de la mise en harmonie de l'individu, à l'intérieur de lui-même et vis-à-vis de l'environnement.

Vous le voyez, si ce n'est pas une philosophie, c'est quand même une certaine idée de l'homme et la confiance dans ses possibilités d'adaptation qui sont une des bases de l'homéopathie. Cela dépasse un peu le cadre d'une simple technique de prescription...

— Tout cela est très bien, mais nous là-dedans, que pouvons-nous faire ? Nous ne sommes pas médecins, et je vous rappelle que Jérôme tombe toujours malade le samedi à midi.

— Je ne l'ai pas oublié et, connaissant bien votre problème, je sais que vous avez besoin de plusieurs choses pour passer le week-end :

* Des **éléments de diagnostic** pour les maladies simples, et les moyens à chaque fois d'évaluer ses propres limites ainsi que le moment où vous devrez impérativement faire appel au médecin de garde.

* Quelques **gestes à faire dans l'immédiat,** au cas où vous n'auriez aucun médicament sous la main, et surtout les gestes à ne pas faire dans les situations courantes.

* Quelques **médicaments homéopathiques** dont nous avons souvent testé l'efficacité, en nombre suffisamment limité pour que vous ne soyez pas perdue. Ces médicaments homéopathiques offrent un certain nombre d'avantages pour la mère de famille : on peut les prendre sans ordonnance, ils sont faciles à prendre et ne sont jamais dangereux.

— Et si, malgré vos explications, je me trompe de médicament ?

— Dans ce cas, vous n'aurez aucun effet « toxique » par définition, mais vous risquez de laisser évoluer la maladie sans traitement... C'est pourquoi nous vous indiquerons, avec toute la prudence qui est de mise dans ce domaine, tous les cas où vous devrez faire appel à un médecin, qu'il soit homéopathe ou non.

— En pratique, comment devrai-je utiliser ce livre ?

— Vous me l'avez dit vous-même, vous savez très bien en gros de quoi souffre Jérôme : vous êtes capable de dire s'il a un rhume, une conjonctivite, s'il tousse ou s'il a envie de vomir. Nous regrouperons les maladies appareil par appareil, et non symptôme par symptôme comme c'est souvent le cas dans ce genre d'ouvrage. Vous aurez ainsi une meilleure vue globale du problème.

*
* *

— Je voudrais vous demander autre chose... Voyez-vous, j'ai un problème de poids pour lequel j'ai déjà fait beaucoup de régimes mais que je n'arrive pas à résoudre. Je sais bien que ce n'est pas de la médecine d'urgence, mais c'est un vrai problème pour moi et pour quelques amies. Si vous pouviez indiquer dans votre livre un traitement pour nous aider, cela nous rendrait bien service.

— Il n'existe pas de traitement standard en homéopathie, dans ce domaine comme dans les autres. Cependant, je peux vous indiquer la bonne démarche pour maigrir sans trop d'effort, en vous informant des grandes lois biologiques du métabolisme. Si vous comprenez bien ce qui se passe, vous y arriverez très bien.

— Par quoi commencerez-vous votre livre ?

— Par un chapitre sur la fièvre. C'est statistiquement ce qui ennuie le plus les mères de famille pendant le week-end, et c'est un symptôme qu'il faut bien connaître pour le traiter correctement.

Nous terminerons le livre par une liste type de quelques médicaments qu'il faudrait avoir dans la pharmacie familiale pour faire face à la majorité des situations courantes.

J'espère ainsi vous rendre le meilleur service. Si quelque chose vous paraît obscur, n'hésitez pas à m'appeler pour me le dire. Et surtout, ramenez-moi Jérôme un jour prochain pour lui faire un traitement de fond. Vous aurez ainsi beaucoup moins de chance d'avoir à utiliser le livre...

Vous trouverez également en Annexe I les réponses aux questions que vous vous posez quant à l'utilisation pratique quotidienne de l'homéopathie.

Abréviations utilisées :

CH : centésimale hahnemannienne.
DH : décimale hahnemannienne.
TM : teinture mère.
ââ : quantités égales.
qsp : quantité suffisante pour.

CHAPITRE I

La fièvre

La fièvre n'est pas une maladie en soi. Elle n'est qu'un symptôme, un signal d'alarme indicateur d'un problème, au même titre que le voyant rouge du tableau de bord de votre voiture. C'est pourquoi il est très important d'analyser correctement ce phénomène qui fait l'objet d'un chapitre à lui tout seul.

1. Qu'est-ce que la fièvre ?

C'est une élévation de la température du corps qui indique une réaction à une agression. Cette agression correspond à la pénétration dans l'organisme d'une bactérie ou d'un virus qui peut parfois être grave. Il peut s'agir encore d'une réaction d'inflammation en réponse à un problème interne.

Il ne faut donc pas ignorer ce symptôme qui fait partie du diagnostic d'une maladie, mais il ne faut pas non plus lui donner plus d'importance qu'il n'en mérite.

En effet, **on doit absolument savoir que :**

— L'organisme humain (qui existe depuis au moins un million d'années) a largement eu le temps, au cours de son évolution, de développer des défenses naturelles très puissantes. Elles se font par certaines cellules du sang et les produits qu'elles fabriquent, et sont capables de faire face à la grande majorité des agressions possibles, exception faite de certains virus comme celui du SIDA, certains bacilles comme le tétanos, etc., tout au moins dans l'état actuel de nos connaissances. Ces défenses se mettent en jeu automatiquement dès qu'un problème se pose, et la mise en route de cette armée de soldats s'accompagne d'une élévation de la température. Tout le monde sait que pour stériliser le lait il faut le chauffer, ce qui détruit les micro-organismes dangereux.

De même, l'organisme « sait » qu'un virus — même très toxique — est sensible à la chaleur ; c'est pourquoi il adapte sa réponse : il élève sa température, ce qui a pour but d'empêcher le virus de se développer. C'est une **réaction bénéfique.**

— On conçoit donc aisément que, dans le cas d'une maladie virale, il soit totalement illogique de faire tomber la température artificiellement (par l'aspirine ou par tout autre moyen) avant de comprendre ce qui se passe, car cela contrarie le travail de lutte qu'a entrepris l'organisme, comme un général qui commencerait par désarmer ses soldats avant de les envoyer à la bataille !... Il faut au contraire favoriser et accompagner cette réaction, ce qui est fait par les traitements homéopathiques bien conduits.

— Devant une fièvre inexpliquée, la bonne démarche ne consiste donc pas à supprimer le symptôme, même s'il est gênant, mais bien à se poser la question de son **origine** : en effet, un certain nombre de situations bénignes, qui ne sont pas des maladies, peuvent s'accompagner de poussées fébriles. C'est le cas par exemple des poussées dentaires du nourrisson, des poussées de croissance chez l'enfant (en rapport avec le développement des cartilages), d'un effort physique, d'une forte température extérieure...

— La fièvre doit avant tout être considérée comme un **phénomène d'adaptation** à une situation nouvelle et on peut, à ce titre, la comparer à un autre phénomène qui est celui de l'**inflammation.** Par exemple, une entorse de cheville par distension ligamentaire va entraîner, outre la douleur locale, un gonflement de l'articulation qui est rouge, chaude, et une impossibilité de poser le pied par terre. On a longtemps lutté contre ces phénomènes avec des « anti-inflammatoires » qui améliorent le confort du malade, mais depuis quelque temps les médecins spécialisés en médecine sportive se sont rendus compte que cette réaction était bénéfique et que la récupération de la fonction articulaire était beaucoup plus rapide si l'on respectait cette réponse naturelle : encore un phénomène d'adaptation...

2. Inconvénients et dangers de la fièvre

Les **inconvénients** de la fièvre sont bien connus : alors qu'une température modérée est en général bien supportée, une fièvre élevée entraîne un inconfort certain, qui est d'autant plus mal supporté qu'il dure trop longtemps : les maux de tête, les sueurs abondantes, les douleurs diverses dans les articulations sont responsables d'un état de grande fatigue qu'il est bien légitime de vouloir améliorer. C'est pourquoi il peut être parfaitement licite de prendre un peu d'aspirine ou de Paracétamol devant une fièvre importante et qui dure, surtout chez l'enfant, pour lui permettre de mieux passer le cap.

Mais il faut savoir qu'en agissant ainsi on retarde l'évolution de la maladie, et que l'on souffrira peut-être moins mais plus longtemps. La meilleure attitude dans ce cas est donc de prendre de petites doses de ces médicaments, pour améliorer le confort, mais en ayant soin de garder toujours une température d'environ 38° afin de faciliter le travail de défense de l'organisme.

Les **dangers** de la fièvre sont moins nombreux qu'on ne le pense généralement, mais il en est un que chacun doit connaître absolument : c'est le cas du **nourrisson.**

Tout le monde a entendu parler des convulsions qui sont provoquées par une forte température, plus ou moins associée à un déficit en calcium. Ce danger est réel ; c'est pourquoi le nourrisson est dans notre pratique *l'exception qui confirme la règle,* et nous avons l'habitude, dans ce cas, de ne prendre aucun risque en donnant des médicaments classiques pour faire tomber la température.

Il faut cependant savoir que ce qui est néfaste pour le nourrisson n'est pas la fièvre en soi, la fièvre même élevée installée depuis quelque temps, mais la *montée de température brutale* qui précède l'installation d'une maladie infectieuse. C'est ce changement subit qui est cause des convulsions ; c'est pourquoi il faudra réagir vite devant un enfant à risque qui a déjà convulsé ou dont les parents, les frères ou les sœurs ont déjà eu des problèmes analogues.

Un autre danger chez le nourrisson est la survenue, après une fièvre prolongée, de phénomènes de *déshydratation,* beaucoup plus rares à notre époque, mais pour lesquels il faut être très vigilant, surtout en été. En effet, un nourrisson perd proportionnellement beaucoup plus d'eau qu'un adulte, et il est beaucoup plus fragile dans ce domaine. Les conséquences de ces pertes abondantes de liquides organiques par les sueurs ou la simple évaporation peuvent être graves.

3. Les gestes à faire en première intention

— Règle n° 1 : **ne pas s'affoler,** malgré ce qui précède. L'angoisse d'une mère est parfaitement ressentie et probablement démultipliée par son enfant. Le calme et la maîtrise de soi sont un élément fondamental de la thérapeutique ; c'est aussi un premier pas vers l'efficacité.

— **Boire beaucoup,** chaud ou froid selon les goûts, mais toujours un peu plus que ne le réclame la soif du malade. Contrairement à ce que l'on pense parfois, cela ne fait pas transpirer mais permet au contraire de compenser les pertes. C'est ce qui aide à éviter la déshydratation chez le nourrisson.

— Prendre des **bains un peu plus froids** que la température du corps (chez l'enfant : 2° de moins que ce qu'affiche le thermomètre ; chez l'adulte : environ 30°) et **y rester suffisamment longtemps** pour que l'échange thermique entre l'eau et le corps ait le temps de se faire. Un quart d'heure semble un minimum, d'autant que le bain a tendance à se refroidir par lui-même avec le temps, ce qui est bénéfique.

— Chez l'enfant et le nourrisson, il peut être bon de faire des **enveloppements** avec des serviettes mouillées à l'eau froide, changées aussi souvent que nécessaire dès qu'elles sont réchauffées. Cette technique, qui peut sembler barbare si l'on n'est pas averti, est parfaitement supportée et a fait la preuve de son efficacité dans de nombreux services hospitaliers de pédiatrie.

— Il faut également assurer une **ventilation correcte** autour du malade et ne pas le laisser dans une chambre surchauffée. La bonne température est celle ressentie par le malade et avoisine les 20°. Il peut être utile de placer des humidificateurs. Parallèlement, on aura soin de ne pas trop le couvrir et de lui laisser des vêtements amples où l'air puisse circuler librement.

— Enfin, on a vu plus haut que le **recours aux médicaments** ne se justifiait que dans certains cas bien précis et que leurs effets n'étaient que « symptomatiques », c'est-à-dire agissant sur un symptôme et non sur la maladie. Leur emploi ne sera donc jamais de première intention.

4. Les symptômes associés

Pour établir un traitement homéopathique correct, il est nécessaire de bien observer le sujet dans sa totalité et de savoir différencier ce qui est important de ce qui l'est moins. Pour pouvoir bien utiliser le livre, prenez l'habitude de **noter** systématiquement devant tout sujet fiévreux, quel que soit son âge, les caractéristiques suivantes :

— Les **circonstances d'apparition :** la fièvre est apparue lors d'un temps doux, humide ou, au contraire dans les suites d'un coup de froid (ou de chaleur) brutal, d'une différence soudaine de température (par exemple, sortir d'une maison trop chauffée en plein hiver).

— Le **mode de début de la fièvre :** brutal, en quelques heures ou quelques minutes, ou progressif en un jour ou deux.

— Le **chiffre de la température rectale** sans se perdre dans les dixièmes : autour de 38, 39 ou 40°.

— La **coloration du malade :** rouge, congestif ou, au contraire, pâle, cireux.

— L'**abondance de la transpiration** que l'on évaluera par des croix : o pour absence totale de sueurs, + pour des sueurs modérées, + + + pour des sueurs très abondantes.

— La **soif** évaluée également par des croix (symptôme très important en homéopathie).

— Les **courbatures** et leurs modalités, c'est-à-dire ce qui les aggrave ou ce qui les améliore. Certaines nécessitent une immobilité totale, d'autres sont améliorées par le mouvement (1).

— Les **signes neurologiques** éventuellement associés : présence ou non de céphalées (maux de tête), de tremblements, de douleurs...

— Les **signes digestifs** s'ils sont présents : nausées, vomissements, diarrhées... avec leurs modalités (> et <).

— Le **comportement** au moment de la fièvre : sujet agité, anxieux, toujours en mouvement ou, au contraire, sujet prostré, abattu, apathique...

— L'**évolution de la température** quand cela est possible : fièvre en plateau (toujours la même), ou en clochers (avec de grandes oscillations).

---

1. Dans les conventions du langage homéopathique, le signe < signifie « aggravé par... », et le signe > signifie « amélioré par... ». Vous trouverez ces signes dans le tableau récapitulatif qui suit.

— Enfin, une **approche diagnostique** en essayant de trouver si la cause de la fièvre provient du système O.R.L. (nez, gorge, oreilles), du système respiratoire ou digestif, s'il s'agit d'une grippe pendant une épidémie, etc. Cela peut vous être utile pour traiter la maladie réelle et non pas seulement la fièvre.

Tout cela peut vous sembler très compliqué, mais soyez rassuré : il ne s'agit là que de bonnes habitudes à prendre, et vous y arriverez très vite avec un peu d'entraînement. Souvenez-vous que l'homéopathie est toujours la prise en charge d'un **tout** et qu'il est nécessaire de repérer les caractéristiques de **votre** malade si vous voulez le traiter vite et bien.

5. Comment appliquer cela en pratique quotidienne ?

Nous avons vu dans l'introduction de ce livre que pour qu'un traitement soit « homéopathique » (*homeo* = semblable, *pathos* = souffrance), il était nécessaire de comparer et de faire coïncider deux tableaux :

— D'une part les symptômes présentés par le malade du fait de sa maladie, c'est-à-dire les « *changements dans sa manière de sentir ou d'agir* ».

— D'autre part, les symptômes présentés par un sujet sain en expérimentation d'une substance donnée, et qui sont semblables à ceux du malade.

Dans l'idéal (rarement rencontré), il faudrait que ces deux tableaux soient strictement les mêmes. La pratique quotidienne nous a montré que certains symptômes étaient très importants, indispensables pour la prescription, tandis que d'autres l'étaient moins et avaient surtout une valeur de confirmation. Afin de ne pas transformer chaque mère de famille en médecin homéopathe — ce qui serait vraiment trop long — nous avons sélectionné l'essentiel de ce qui est utile tous les jours. Les personnes intéressées par l'approfondissement de leurs connaissances pourront toujours se référer aux *Matières médicales homéopathiques*.

Une règle généralement admise veut que, pour appliquer correctement le phénomène de similitude, il soit nécessaire d'avoir **au moins trois symptômes** de grande valeur. Ces symptômes seront indiqués en premier dans la description des médicaments. Les suivants permettront de mieux comprendre l'action générale de la substance employée.

De même, la posologie homéopathique obéit à des règles précises. Afin de ne pas surcharger ce livre par des considérations théoriques, nous indiquons les dilutions et les rythmes les plus courants, et qui nous semblent les plus efficaces.

6. Les grands remèdes de la fièvre

On l'a compris, il n'existe pas d' « aspirine homéopathique ». Les médicaments que nous décrivons correspondent à un **ensemble de symptômes** caractéristiques de la réaction individuelle du malade. Ils ont pour but, non pas de « faire tomber » la fièvre rapidement et artificiellement, mais de traiter l'ensemble de la réaction de l'organisme en l'accompagnant. C'est pourquoi il arrive souvent que la température ne décroche pas après les premières prises médicamenteuses : cela est normal. La température descendra lorsque l'organisme aura pris le dessus sur la maladie. On aura ainsi un **témoin** du retour à l'état de santé initial.

Sur un plan pratique, l'usage veut que l'on étudie séparément les remèdes de fièvre à début brusque (ACONIT, BELLADONA, APIS, ARSENICUM ALBUM) et les remèdes de fièvre à début plus progressif (BRYONIA, GELSEMIUM, FERRUM PHOS., RHUS TOXICODENDRON). Il faut savoir qu'il s'agit d'un choix, d'une sélection à visée pratique, mais qu'il existe un grand nombre d'autres médicaments homéopathiques utiles dans la fièvre. C'est le rôle de votre médecin homéopathe de les prescrire s'ils sont indiqués.

a) Les médicaments de fièvre à début brusque

Aconit est souvent indiqué au tout début d'une affection fébrile, dans les premières heures qui suivent un choc thermique, c'est-à-dire une différence brutale de température extérieure (chaud ou froid). Les symptômes sont caractérisés par leur violence et leur soudaineté. Pour prendre ACONIT, il faut :

— Une *ascension très rapide* de la température à 39-40°, souvent après un grand frisson.

— Une *absence de sueurs* malgré la température, ce qui est étonnant. La peau est rouge et sèche.

— Une *soif intense* d'eau froide, jamais rassasiée.

— Une *agitation du malade* qui ressent une angoisse brutale dans la poitrine, avec parfois l'impression de mort prochaine (heureusement non confirmée !).

Devant un tel tableau, la posologie la plus courante est : ACONIT 9 CH, 5 granules toutes les heures, en espaçant selon amélioration. Si, au cours de l'évolution, les sueurs apparaissent, l'indication d'ACONIT cesse pour laisser la place à un autre médicament (BELLADONA ou BRYONIA).

Belladona est probablement le médicament de fièvre le plus connu du grand public, et il est vrai qu'il a une efficacité assez constante. Il faut cependant que le tableau du malade corresponde, et on doit retrouver les signes suivants :

— *Violence d'apparition des symptômes,* fièvre oscillante en clochers, aux alentours de 40°.

— *Sueurs abondantes* surtout au visage, qui est rouge, congestionné.

— *Céphalée battante* dans toute la tête.

— *Hypersensibilité des organes des sens :* intolérance aux bruits, aux secousses, aux lumières vives...

— *Spasmes* (contractions) variés, de la gorge ou de l'abdomen, pouvant même aller jusqu'aux *convulsions.*

BELLADONA était, avant l'arrivée des médicaments anticonvulsivants modernes, le traitement de choix des convulsions de l'enfant. On peut encore l'utiliser de nos jours, mais seulement à titre *préventif* chez un enfant qui a déjà convulsé et dont la température commence à monter. Dans ce cas, on donne 5 granules toutes les heures de BELLADONA 30 CH jusqu'à amélioration de la fièvre.

Dans tous les autres cas, donner BELLADONA 9 CH, 5 granules toutes les heures à toutes les 2 heures, en espaçant selon amélioration.

Apis : c'est le venin d'abeille, médicament très utilisé en homéopathie, mais moins fréquemment que les autres dans la fièvre. Les signes qui le caractérisent sont :

— *Fièvre à début rapide,* en plateau.

— *Absence de soif* pendant la fièvre, même élevée (indispensable).

— *Amélioration par le frais* de l'ensemble des symptômes.
— *Céphalée intense,* pouvant faire suspecter une méningite, avec raideur de la nuque, vomissements, somnolence... Il vaut mieux, au moindre doute, appeler votre médecin.
— Éventuellement, *œdème* de la zone pathologique.

Devant un tel tableau, prendre APIS 15 CH, 5 granules toutes les heures, en espaçant rapidement selon amélioration. APIS a une action très rapide, mais courte, ce qui oblige à répéter les prises de médicaments.

Arsenicum album est lui aussi un grand médicament homéopathique aux multiples indications, mais plus rarement employé dans la fièvre. Les signes caractéristiques qu'il faudra retrouver sont :
— Une *faiblesse intense* concomitante de la maladie.
— Une *frilosité* extrême chez un sujet qui recherche la chaleur.
— Une *soif* intense de petites quantités d'eau à chaque fois.
— Une *agitation anxieuse* avec peur de mourir du fait de l'intensité des symptômes.
— Des *douleurs brûlantes* un peu partout, curieusement améliorées par la chaleur, et aggravées entre 1 heure et 3 heures du matin.

C'est le tableau d'une atteinte profonde de l'état général où, là encore, l'intervention d'un médecin est souhaitable. En attendant son arrivée, ou pour passer la nuit, on prendra ARSENICUM ALBUM 9 CH, 5 granules toutes les 3 heures environ.

b) Médicaments de fièvre à début progressif

A côté de ces médicaments de fièvre à début brusque, nous avons également à notre disposition des remèdes dont l'installation des symptômes est plus lente, moins spectaculaire. Ils sont tout aussi efficaces que le premier groupe, mais demanderont un peu plus longtemps pour agir.

Bryonia est un médicament de fièvre très efficace si on repère bien ses symptômes majeurs :
— *Soif intense* de grandes quantités d'eau froide, par sécheresse des muqueuses de la bouche.
— *Sueurs très abondantes,* d'odeur aigre, qui soulagent le malade quand elles apparaissent.

— *Courbatures généralisées aggravées par le mouvement,* qui obligent le malade à garder une immobilité la plus complète possible.

— *Céphalées* aggravées par tout mouvement, avec abattement et intolérance à la chaleur ambiante.

— Petite *toux sèche* de trachéite souvent associée.

Ce médicament est actif dans de nombreuses dilutions, la plus courante étant la 9 CH. On prendra donc BRYONIA 9 CH, 5 granules toutes les 3 heures, en espaçant selon amélioration.

Gelsemium (ou jasmin de Virginie) est souvent utilisé dans la grippe ainsi que dans le trac des étudiants. C'est aussi un bon remède de fièvre avec les caractéristiques associées suivantes :

— *Abrutissement généralisé* du sujet, qui se plaint de maux de tête violents (principalement en arrière), avec impossibilité d'aligner deux idées. Son désir de rester couché ne doit pas être contrarié.

— Grands *frissons, tremblements,* courbatures généralisées avec l'impression de jambes en coton, de faiblesse générale.

— *Sueurs abondantes,* avec visage rouge, cramoisi.

— Tendance à la *diarrhée*.

— Le plus souvent, malgré la température, *absence de soif* (non obligatoire).

Devant un tel tableau, il est efficace de donner GELSEMIUM 9 CH, 5 granules toutes les 4 heures, en espaçant le plus vite possible. En effet, GELSEMIUM ne doit pas être pris à intervalles trop rapprochés et trop longtemps.

Dans certains cas, si le tableau clinique est au complet, on peut donner GELSEMIUM 15 CH, une dose unique, *en sachant attendre* quelques heures l'effet bénéfique qui est alors spectaculaire.

Ferrum phosphoricum (appelé plus simplement FERRUM PHOS.) est très utile également dans un certain nombre de cas :

— *Température peu élevée* (aux alentours de 37°5-38°), en rapport avec le manque de réaction du sujet. Il s'agit souvent d'un enfant ou d'un adolescent fatigué, qui n'a pas l'énergie suffisante pour se défendre efficacement par la température.

— *Alternance de rougeur et de pâleur* du visage.

— *Peau moite.*

— Une *douleur d'oreille,* une *épistaxis* (saignement de nez), une *petite toux sèche* sont très souvent associées.

Dans ces cas, on donne une dose de FERRUM PHOS. 9 CH, une à deux fois par jour (maximum). On verra plus loin que ce médicament est également très utilisé dans les otites.

Rhus toxicodendron (ou RHUS TOX.) est également un médicament aux multiples indications et il est très efficace dans certaines formes de grippe. Le mode de début de la fièvre, progressif, est souvent la conséquence d'un *refroidissement humide* (pluie, sueurs abondantes après un effort, brouillard...) avec les symptômes suivants :

— *Courbatures généralisées améliorées par le mouvement* (le contraire de BRYONIA), qui font que le sujet est constamment en mouvement dans son lit et semble ne pas trouver de bonne position. Cette agitation physique n'est pas la conséquence d'un état nerveux particulier, mais un moyen de calmer les douleurs de courbatures.

— *Soif* importante d'eau ou de *lait froid*. En observant la langue, on se rend compte qu'elle est très sèche, chargée, avec parfois un triangle rouge à la pointe : signe rare mais de grande valeur.

— Sueurs non caractéristiques, avec *frissons* répétés, le malade ayant l'impression qu'on lui verse de l'eau froide dans le dos.

— Une diarrhée est souvent associée, ainsi qu'une *poussée d'herpès* (bouton de fièvre sur la lèvre ou au bord des narines).

Dans cette indication, on prendra ou fera prendre RHUS TOX. 9 CH, 5 granules toutes les 4 heures, en espaçant selon amélioration.

*
* *

Outre ces huit médicaments, il faut savoir qu'il en existe beaucoup d'autres dans l'éventail des possibilités homéopathiques. Leur emploi est cependant plus rare et souvent associé à une pathologie donnée. Ainsi, on trouvera par exemple MERCURIUS SOLUBILIS dans l'angine, où il combat la fièvre *et* l'angine.

Nous les retrouverons donc dans les différents chapitres de la pathologie où la fièvre sera un des éléments du diagnostic, et intégrée dans un **ensemble symptomatique** propre à chaque médicament.

7. Comment utiliser ce livre ?

En pratique, un samedi soir par exemple, comment allons-nous faire devant un malade pour nous y retrouver rapidement devant cet ensemble de symptômes apparemment confus ? Faites comme votre médecin : posez-vous les bonnes questions au bon moment, et le bon traitement apparaîtra facilement, pour peu que vous connaissiez un peu les médicaments. Par exemple :

Le **mode d'apparition** de la fièvre est :

— Brutal, très rapide : regardez les signes d'ACONIT, de BELLADONA, d'APIS et d'ARSENICUM ALBUM.

— De façon progressive, sur plusieurs jours : voyez BRYONIA, FERRUM PHOS. ou RHUS TOX.

Souvent, le mode de début n'est pas aussi tranché. Nous avons alors d'autres moyens pour parvenir au bon remède :

Les **sueurs** sont :

— Absentes : ACONIT.

— Très abondantes : BELLADONA, BRYONIA.

— Moyennes : tous les autres.

Remarquez qu'un seul des huit médicaments n'a pas de transpiration, malgré une température élevée.

La **soif** est :

— Absente (ce qui est paradoxal) : APIS, GELSEMIUM.

— Intense : ACONIT, BRYONIA, RHUS TOX.

Les **courbatures** sont :

— Aggravées (<) par tout mouvement : BRYONIA.

— Améliorées (>) par le mouvement : RHUS TOX.

Le **comportement** est :

— Agité : ACONIT, ARSENICUM ALBUM (anxieux, peur de mourir), BELLADONA (spasmes, tendance aux convulsions), RHUS TOX. (pour améliorer les courbatures).

— Calme : BRYONIA (pour améliorer les courbatures), GELSEMIUM (abruti, prostré, tremblant), FERRUM PHOS. (fatigue, manque de réaction).

Ainsi, par éliminations successives, on doit arriver facilement à prescrire le bon remède. Le tout est de bien comprendre qu'il faut observer **l'ensemble du malade** dans toutes ses réactions et de savoir quels sont les signes majeurs des médicaments (décrits en premier dans chaque liste).

Parfois, il arrive qu'un patient présente *à la fois* des signes de deux médicaments différents. On est alors en droit de les donner tous les deux, mais toujours *en alternance* sans jamais les mélanger. De même, votre médecin homéopathe qui vous prescrit plusieurs médicaments pour un problème aigu ne le fait pas parce qu'il hésite entre eux, mais pour prévoir une *évolution* logique de la maladie. Par exemple, il sait qu'un malade présentant les signes d'ACONIT (début brutal, fièvre élevée, absence de sueurs) va très logiquement transpirer au bout de quelques heures et sera justiciable de BELLADONA ou de BRYONIA.

Pour faciliter la recherche des signes majeurs, vous trouverez ci-après un tableau synoptique des huit médicaments de fièvre et leurs symptômes caractéristiques.

TABLEAU RÉCAPITULATIF DES MÉDICAMENTS DE LA FIÈVRE :

MÉDICAMENTS :		Température et évolution	Sueurs	Soif	Courbatures	Signes neurologiques	Signes digestifs	Comportement	Autres signes caractéristiques
DÉBUT BRUTAL	ACONIT	40° et + En clochers	0	+ + +	+ / −	Fourmillements	0	Agitation + + Avec peur de la mort	Suite de froid vif
	BELLADONA	39°-40° Oscillante	+ + + Tête rouge	+ / −	+ / −	Céphalée battante + + Hypersensible	Douleur gorge et abdomen	Convulsions spasmes	
	APIS	39°-40° En plateau	+ / −	0	+ / −	Céphalée avec signes méningés	Douleur à l'abdomen + / −	Agitation ou prostration	
	ARSENICUM ALBUM	38°-40° Oscillante	+ / − Pâle	+ + Petites quantités	0	Épuisement	Nausées, vomissements, diarrhées	Agitation, angoisse, peur de la mort	Aggravation de 1 heure à 3 heures Frilosité + + +
DÉBUT PROGRESSIF	BRYONIA	38°-40°	+ + + Soulagement	+ + + Grandes quantités	+ + + Aggravées par le mouvement	Céphalée aggravée par le mouvement	Douleur hépatique + / −	Immobilité totale	Sécheresse de la bouche
	GELSEMIUM	38°-40°	+ + + Cramoisi	0/ +	+ + Frissons	Tremblements Céphalée en casque	Diarrhée + +	Abruti, prostré	
	FERRUM PHOS.	37,5°-38°	+ / − Pâle	+ / −	+ / −	Douleur d'oreille	0	Fatigue + +	Toux sèche Épistaxis
	RHUS TOX.	38°-39°	+ +	+ + Eau ou lait froid	+ + + Améliorées par mouvement	0	Diarrhée + / −	Agitation permanente (douleurs)	Herpès fréquent

CHAPITRE II

La grippe non compliquée

1. Définition

a) Description

C'est une maladie contagieuse due à un virus (myxovirus). Le contact avec ce virus permet de fabriquer des anticorps et de s'immuniser contre celui-ci. Un même individu peut, cependant, faire plusieurs types de syndromes grippaux au cours de sa vie dans la mesure où le virus se modifie dans le temps. Lors d'un nouveau contact, les anticorps initialement fabriqués ne correspondront plus au virus modifié ; l'organisme devra alors en refaire d'autres, adaptés au nouveau virus.

Cette maladie évolue sur un mode épidémique dont certaines sont restées célèbres, comme la grippe Espagnole en 1918, la grippe Asiatique en 1957-58, ou encore la grippe de Hong Kong en 1968.

b) Manifestations cliniques

1. **Incubation** silencieuse de 2 à 5 jours.
2. Une période courte avec congestion du visage, frissons et courbatures de survenue brutale, appelée période d'**invasion.**
3. Une période de fièvre accompagnée de sueurs, palpitations, maux de tête violents, irritation de la gorge, du nez, fatigue... appelée période d'**état.** A ce stade peuvent survenir des **complications** laryngées, respiratoires, digestives, péricardiques (l'enveloppe qui entoure le cœur) ou neurologiques.

4. La **chute de la fièvre,** s'accompagnant souvent d'une toux traînante.

5. Une période de **convalescence,** variable dans le temps et marquée par de la fatigue.

A chaque stade correspond un certain nombre de remèdes homéopathiques que nous allons voir. Vous pourrez les utiliser très facilement au cours de l'*incubation,* lorsqu'il y a un risque de contamination, ainsi que lors de la période d'invasion.

La période d'*état,* plus délicate, sera réservée à votre médecin qui devra vous examiner afin de vous prescrire les remèdes correspondant aux conclusions de son interrogatoire et de son examen clinique.

Il en est de même pour la période de *toux* qui devra être rapidement résolutive par les solutions proposées (voir chapitre spécial sur la *Toux*). Dans le cas contraire, votre médecin homéopathe devra vous ausculter et vérifier par ailleurs l'absence de complications.

La période de *convalescence* est parfaitement accessible à quelques remèdes très efficaces que vous saurez repérer grâce à nos conseils.

2. Les gestes à faire

— Lutter contre la **fièvre** par les moyens habituels (voir chapitre *Fièvre*).

— **Boire abondamment** (jus d'orange ou de citron, riches en vitamine C) afin de compenser les pertes dues à la transpiration.

— **Se reposer,** dans la mesure du possible.

3. Les gestes à ne pas faire

— Prendre des antibiotiques en première intention. La grippe est une maladie virale où les antibiotiques sont, par définition, inefficaces. Leur emploi, réservé à votre médecin, sera indiqué dans les formes traînantes ne réagissant pas au traitement homéopathique, ce qui signe une surinfection.

— Prendre de l'aspirine systématiquement (voir chapitre *Fièvre*).

4. La période d'incubation

C'est une période courte et sans symptôme, au cours de laquelle le virus pénètre dans l'organisme. On utilisera, en cas de risque de contagion, 3 doses à 12 heures d'intervalle d'OSCILLOCOCCINUM 200.
Ce remède permet une stimulation efficace des mécanismes de défense de l'organisme contre les agents infectieux en général et les virus en particulier. Son utilisation précoce, lorsqu'on a côtoyé des sujets grippés, évitera dans la majorité des cas l'apparition de la grippe.

5. La période d'invasion

Elle peut être d'apparition brutale ou progressive.

a) Apparition brutale de la fièvre

Deux remèdes pourront être utilisés : ACONIT et BELLADONA (voir le chapitre sur les *Remèdes de fièvre*).

Aconit : ce remède correspond à une fièvre élevée, survenant souvent après un frisson et qui s'installe rapidement. Le cœur bat vite, le visage est rouge, la peau chaude et sèche *ne transpire pas*. Le sujet a soif et il est agité.
L'ensemble de ce tableau s'observe souvent après un refroidissement brutal ; il apparaît classiquement vers minuit, réveillant le patient qui peut présenter une certaine anxiété. Parfois, on observe une douleur d'oreille et une toux. Vous prendrez donc ACONIT 9 CH, une dose unique ou encore 5 granules répétés toutes les 1/2 heures jusqu'à régression rapide des symptômes ou *apparition des sueurs*. A ce moment-là, il faudra stopper la prise d'ACONIT et prendre :

Belladona 9 CH : 5 granules toutes les heures à espacer en fonction de l'amélioration qui doit survenir dans les 24 heures. Les symptômes évocateurs de BELLADONA sont très voisins de ceux d'ACONIT. C'est surtout la notion de *sueurs* qui permet de faire la différence entre ces deux remèdes :
— Absence de transpiration : .... ACONIT
— Transpiration : .... BELLADONA

Les sueurs sont surtout au niveau du visage. On retrouvera donc dans BELLADONA une température qui évolue par à-coups (température « en clochers »), d'installation rapide, une rougeur du visage et souvent des maux de tête pulsatiles (douleurs battantes). Le sujet ne supporte ni la lumière, ni le bruit, et encore moins le toucher. Il a soif et est agité.

b) Apparition progressive de la fièvre

Elle débute souvent par une sensation de malaise avec frissons, maux de tête, courbatures et toux. Il faudra alors prendre immédiatement 3 doses d'OSCILLOCOCCINUM 200 à 12 heures d'intervalle, et 1 dose de SULFUR 15 CH 1 heure après la première dose d'OSCILLOCOCCINUM. Il vaut mieux éviter les basses dilutions de SULFUR (4 ou 5 CH) surtout chez l'enfant, car elles pourraient favoriser l'évolution d'une otite latente.

Il sera capital de prendre les remèdes dès l'apparition des premiers symptômes si l'on veut enrayer l'évolution de la grippe en quelques heures. Sinon, le malade va entrer dans la période d'état.

6. La période d'état

Le malade n'a pas pu bénéficier des remèdes homéopathiques au cours de la période d'invasion, et le syndrome grippal est installé. A ce stade, c'est le médecin homéopathe qui choisira, après interrogatoire et examen clinique complet, un certain nombre de remèdes à prendre, parmi lesquels GELSEMIUM, RHUS TOX., EUPATORIUM PERFOLIATUM, BRYONIA, FERRUM PHOS... cette liste n'étant pas exhaustive, mais correspondant aux remèdes les plus fréquemment prescrits.

Gelsemium sera choisi devant une fièvre élevée d'installation progressive, avec frissons intenses et tremblements suivis de sueurs. Le patient a des céphalées (maux de tête) souvent frontale et occipitale (devant et derrière le crâne). Il est abattu, courbatu et n'a pas soif.

Rhus toxicodendron est indiqué chez un patient présentant une fièvre élevée installée progressivement. Le sujet est abattu, courbatu et enraidi. Ses douleurs articulaires sont améliorées par le mouvement (il bouge sans cesse dans le lit sans trouver une position confortable). Il recherche la chaleur sous les couvertures, ce qui le fait transpirer mais, dès qu'il se découvre il frissonne et tousse. La soif est vive pour de l'eau ou du lait froids. On peut observer une rougeur à la pointe de la langue et parfois une poussée d'herpès péribuccal (bouton de fièvre sur les lèvres) : on pourra alors, dans ce dernier cas, prendre RHUS TOX. 15 CH.

Eupatorium perfoliatum : ici encore, fièvre avec abattement, douleurs musculaires et osseuses. Ce qui caractérise ce remède, ce sont des douleurs des yeux, aggravées par la pression des globes oculaires. Le malade a soif et présente souvent une toux et un écoulement nasal.

Ces trois remèdes englobant la quasi totalité des symptômes de la grippe sont souvent prescrits en 9 CH, 5 granules toutes les heures ou toutes les 2 heures.

Parfois, les symptômes du malade ne correspondent pas à des tableaux aussi précis, mais peuvent se rapporter à deux ou trois des médicaments proposés. Il est alors licite de les prendre *en alternance* toutes les 2 heures (ne jamais les mélanger) pour couvrir l'ensemble du tableau symptomatique.

*
* *

Bryonia est indiqué devant une fièvre continue ou par accès avec céphalées, courbatures, douleurs articulaires et toux sèche de trachéite (responsable de douleurs en haut du thorax). Tous ces symptômes sont *aggravés par le mouvement*. Le malade reste donc immobile dans son lit et doit se comprimer le thorax avec les mains à chaque accès de toux pour en diminuer la douleur. Les sueurs sont huileuses et le malade a très soif. Dans ce cas, prendre BRYONIA 9 CH, 5 granules toutes les 4 heures en espaçant les prises selon amélioration.

Ferrum phosphoricum est choisi quand la fièvre est peu élevée. Le visage peut être rouge, puis pâle en alternance, la peau est moite. Souvent le patient saigne du nez, tousse par irritation de la trachée. Au niveau des oreilles, des phénomènes de congestion donnent des otalgies (douleurs dans l'oreille) avec tympan inflammatoire à l'examen. Ce remède est le plus souvent pris en doses et en 9 CH, une à deux fois par jour.

Lorsque le traitement homéopathique est instauré à la période d'état, les symptômes régressent très vite et surtout sans complications, ni fatigue postgrippale. On peut prendre à ce stade OSCILLOCOCCINUM, mais son efficacité est bien moindre qu'aux périodes d'incubation et d'invasion.

7. La période de convalescence

Bien souvent, les patients n'ayant pu se traiter par homéopathie présentent une fatigue postgrippale accompagnée d'une toux rebelle. C'est très souvent un stade où le malade a tendance à se soigner tout seul, ne trouvant pas utile de consulter. L'homéopathie peut être très efficace dans cette période où l'on choisira parmi les médicaments suivants :

Sulfur iodatum : ce remède correspond bien à la fin des affections aiguës. Il semble favoriser une réaction décongestionnante, surtout au niveau respiratoire. Il suffira d'en prendre 5 granules en 9 CH au coucher pendant quelques jours.

Il existe aussi un certain nombre de spécialités courantes comme par exemple DROSERA COMPOSÉ ou PULMODRAINOL qui rendent bien service dans ces toux postgrippales, évitant ainsi l'appel injustifié du médecin. On en prendra 30 gouttes trois fois par jour, pendant 8 à 10 jours.

Dans les cas de toux rebelle, d'autres remèdes pourront être indiqués, mais leur choix nécessite un interrogatoire et un examen clinique. Vous ferez donc appel dans ce cas à votre médecin homéopathe.

Si le patient ne présente qu'une *simple fatigue sans toux*, il aura le choix entre deux remèdes :

China correspond à une fatigue surtout *physique*, avec pâleur et tension basse, état que l'on observe après des sueurs abondantes ou des diarrhées. On prendra 5 granules au réveil et au coucher de CHINA 9 CH pendant 8 à 10 jours.

Kalium phosphoricum (ou KALIUM PHOS.) est plus indiqué en cas de *fatigue nerveuse*. Le patient n'a plus de goût au travail, le moindre effort intellectuel le fatigue, ce qui le rend souvent irritable. On donnera alors KALIUM PHOS. 9 CH, 5 granules deux fois par jour jusqu'à amélioration.

Au besoin, on pourra alterner utilement les deux remèdes si la fatigue est à la fois physique et nerveuse.

*

* *

Nous ne pourrions clore ce chapitre sur la grippe sans parler d'INFLUENZINUM. Il est important de bien connaître cet intéressant remède. Tout d'abord, ce n'est pas du tout un vaccin contre la grippe. En effet, il n'existe pas de vaccin homéopathique. C'est un remède préparé à partir du vaccin antigrippal de l'Institut Pasteur. C'est donc une *dilution de vaccin*. Son emploi est justifié quand la grippe traîne en longueur malgré les traitements : toux tenace, anosmie (mauvaise perception des odeurs), etc. On le prescrira donc utilement, dans ce cas seulement, sous forme de dose unique en 15 CH.

CHAPITRE III

Les maladies infantiles

Elles comprennent d'une part les maladies éruptives (rougeole, rubéole, scarlatine, varicelle), d'autre part les oreillons et la coqueluche. Toutes ces maladies, bien que provoquées par des agents pathogènes différents, suivent la même évolution clinique :

— Une période d'**incubation**.

— Une période d'**invasion**.

— Une période d'**éruption** (sauf oreillons et coqueluche).

— Une période de **résolution** pendant laquelle peuvent survenir des complications plus ou moins sévères.

1. La rougeole

a) Définition

C'est une maladie éruptive et contagieuse pouvant se manifester non seulement chez l'enfant, mais aussi chez l'adulte n'ayant jamais contracté la maladie dans l'enfance. Elle peut être suivie de complications au niveau de l'oreille (otite) ou au niveau des bronches (broncho-pneumopathies), plus rarement de complications neurologiques. Compte tenu des complications parfois graves que peut entraîner cette maladie, il est impératif de faire appel à son médecin traitant, surtout si la rougeole survient chez un enfant à risque (malnutrition, rachitisme, tendance aux affections O.R.L. à répétition). Ces enfants à risque peuvent bénéficier du vaccin dont le rôle est de prévenir les complications.

b) Les gestes à faire

— Ce sont les mêmes que pour toute maladie avec fièvre élevée.

— Il faut éviter la lumière forte ; la pupille étant très dilatée rend les yeux beaucoup plus fragiles et sensibles.

— Penser à avertir l'école.

c) Les gestes à ne pas faire

— Habiller l'enfant en rouge (!). Cette pratique moyenâgeuse ne repose sur aucune base scientifique connue et n'a jamais fait « sortir » plus rapidement la rougeole. Il arrive pourtant fréquemment que les mères posent encore la question au médecin sur cette pratique ancestrale.

— La rougeole étant une maladie virale, il n'est pas logique de prescrire des antibiotiques en première intention.

d) Remèdes homéopathiques à la rougeole

En attendant l'arrivée du médecin, un certain nombre de remèdes efficaces pourront être donnés :

*
* *

1. Durant la période d'incubation. Comme pour toutes les maladies éruptives, cette période est cliniquement muette et l'enfant n'est jamais vu à ce stade.

Si des rougeoles sont connues dans la classe, on pourra donner systématiquement et sans risque 1 dose matin et soir d'OSCILLOCOCCINUM pendant 3 jours afin de renforcer le potentiel d'autodéfense de l'enfant.

*
* *

2. Durant la période d'invasion, période caractérisée par l'apparition d'une fièvre qui peut avoir deux aspects cliniques différents : soit à début brutal, soit à début plus progressif.

Nous avons déjà parlé de ces remèdes au chapitre concernant la *Fièvre* (ACONIT et BELLADONA pour la fièvre à début brutal, FERRUM PHOS. et GELSEMIUM pour la fièvre à début progressif). A ce stade, l'enfant présente une irritation des yeux et du nez justiciable de deux médicaments :

Euphrasia lorsque les yeux sont très irrités, les conjonctives rouges et l'écoulement nasal doux. Prendre EUPHRASIA 9 CH, 5 granules trois à quatre fois par jour.

Allium cepa lorsque l'écoulement nasal et oculaire est très irritant, avec de nombreux éternuements. Prendre ALLIUM CEPA 9 CH, 5 granules trois à quatre fois par jour.

*
* *

3. Durant la période d'éruption, c'est l'aspect de la peau qui définit le choix du médicament homéopathique.

Belladona quand la peau est très rouge. D'autre part, l'enfant présente une température élevée à 39-40°, des sueurs abondantes (surtout au visage) et une intolérance à la lumière du fait de la dilatation pupillaire. Prendre BELLADONA 9 CH, 5 granules toutes les heures. Espacer les prises selon amélioration.

Pulsatilla quand la peau est rosée et la fièvre moins élevée (38°). L'enfant n'a pas soif malgré la fièvre. Prendre PULSATILLA 15 CH, 5 granules trois fois par jour.

*
* *

4. Durant la période de résolution, phase terminale de la maladie, qui se caractérise par une fatigue souvent associée à une toux. Ces manifestations restent atténuées après un traitement homéopathique bien conduit. Dans le cas contraire, un certain nombre de médicaments peuvent être proposés :

China est utilisé dans la fatigue qui suit la plupart des maladies infectieuses où le malade a beaucoup transpiré. Prendre CHINA 9 CH, 1 dose le matin pendant 1 semaine, souvent associé à :

Kalium phosphoricum, médicament de fatigue nerveuse. Le sujet n'a aucun goût pour l'effort intellectuel, il est souvent irritable et insomniaque. Prendre KALI PHOS. 9 CH, 1 dose au coucher pendant 1 semaine.

Sulfur iodatum permet de lutter efficacement contre la fatigue et la toux. On prend 1 dose unique de SULFUR IOD. 9 CH.

Pulsatilla est efficace sur la toux grasse. Prendre PULSATILLA 15 CH, 5 granules trois fois par jour.

*
* *

5. **Les complications** sont représentées par les otites, les broncho-pneumopathies, beaucoup plus rarement par les complications neurologiques. Elles sont exclusivement du domaine du médecin.

2. La rubéole

C'est une maladie bénigne qui se manifeste par une fièvre peu élevée, une éruption rosée et de petits ganglions au niveau du cou. Il existe un risque de malformations fœtales durant les trois premiers mois chez la femme enceinte non immunisée. Pour prévenir ce risque, on vaccine les jeunes filles dès la puberté.

L'**éruption** est souvent de courte durée et peut passer inaperçue. Elle est constituée de petites plaques rosées qui ne démangent pas, débute à la face pour s'étendre ensuite à tout le corps en quelques heures, sans ordre ni symétrie. Elle respecte la paume et la plante des pieds.

Les gestes à faire :

— Prévenir l'école et les femmes enceintes de votre entourage.

— Penser à faire vacciner les adolescentes n'ayant pas contracté la maladie.

Le **traitement homéopathique** se limite à un médicament qui recouvre la plus grande partie des symptômes : PULSATILLA 15 CH, 5 granules trois fois par jour pendant quelques jours.

3. La scarlatine

Elle est caractérisée par une angine rouge avec fièvre élevée, suivie d'une éruption qui débute sur la partie haute du thorax puis se généralise au tronc et aux membres, sans intervalle de peau saine. Il n'y a pas de démangeaisons. Au bout de 8 jours survient la phase de desquamation, qui se termine vers la quatrième semaine. Elle se fait en larges lambeaux permettant un diagnostic *a posteriori*.

Cette maladie est due à un germe très virulent, appelé streptocoque, et qui est responsable de complications au niveau des articulations, du cœur et des reins.

Le **traitement** doit obligatoirement comporter des antibiotiques (pénicilline). La scarlatine est une maladie exclusivement réservée au médecin.

4. La varicelle

a) Description

C'est une maladie éruptive bénigne et contagieuse de l'enfant. Le virus responsable appartient au groupe « herpès » ; il est commun à la varicelle et au zona. L'éruption est caractérisée par de petites vésicules à contenu d'abord clair (qui devient opaque les jours suivants), entourées d'un halo rouge. Elle débute souvent à la face, puis gagne le reste du corps, y compris le cuir chevelu. La peau est saine entre les boutons. Ces vésicules se transforment en croûtes en 2 jours, qui tombent sans laisser de cicatrices en l'absence de grattage.

Le diagnostic est facile devant un enfant qui présente au même moment des boutons de stades différents (vésicules et croûtes).

Les signes généraux sont discrets et se limitent à une température souvent peu élevée associée à un petit malaise général. Par contre, les démangeaisons sont intenses et déterminent le choix du médicament.

b) Les gestes à faire

— Baigner l'enfant dans une eau additionnée d'une solution de permanganate de potasse à 1/1 000 (une cuillère à soupe pour 10 litres d'eau) qui donne au bain une coloration rose pâle. Cette préparation antiseptique évite la surinfection des lésions.

— Appliquer sur l'ensemble du corps du talc au calendula qui diminue les démangeaisons.

— Avertir l'école.

— En cas de grattage, désinfecter les boutons avec de l'éosine à l'alcool à 2 %.

c) Les gestes à ne pas faire

Se gratter : les cicatrices consécutives au grattage sont en effet indélébiles. On peut mettre aux très jeunes enfants des manchons en carton sur les bras pour éviter le grattage en dormant.

d) Les médicaments homéopathiques

Rhus toxicodendron correspond au stade des vésicules transparentes dont les démangeaisons sont améliorées par l'eau chaude.

Mezereum correspond au stade des vésicules à contenu opaque et aux croûtes.

En pratique, et pour couvrir l'ensemble du tableau (coexistence des lésions de stade différent), il est classique d'alterner toutes les 2 heures : 5 granules de RHUS TOX. 15 CH et 5 granules de MEZEREUM 9 CH. Espacer les prises selon amélioration.

Sous l'effet du traitement homéopathique, l'évolution est écourtée et le confort du petit malade sensiblement amélioré. D'autre part, la classique fatigue postinfectieuse reste modérée.

5. Les oreillons

a) Définition et évolution

C'est une maladie infectieuse fréquente, épidémique et contagieuse, conférant l'immunité après une première atteinte et dont l'agent responsable est un virus filtrant : le virus Ourlien. Il possède une affinité particulière avec les tissus glandulaires et nerveux.

C'est une maladie qui touche plutôt les sujets jeunes (enfants et adolescents). Toutefois, un adulte non immunisé peut contracter la maladie. Notons l'importance de la vie en collectivité et le rôle des saisons froides.

La contamination se fait à partir de particules salivaires (toux, crachats...).

— L'**incubation** est silencieuse et dure 21 jours.

— L'**invasion** est de 1 à 3 jours et se manifeste par un malaise général avec température peu élevée (38°), douleur d'oreille, gêne à la mastication.

— **Période de fluxion :** à ce stade, le diagnostic est plus facile, surtout si on a la notion de contagion (à l'école, par exemple). Il est important de faire la différence avec une angine accompagnée de ganglions, ou avec d'autres maladies ganglionnaires. Au moindre doute, il vaut mieux consulter votre médecin.

— **Période de résolution :** au bout de quelques jours, tout rentre dans l'ordre. Les complications peuvent survenir en l'absence de repos et se manifestent alors sous forme de pancréatite, orchite (atteinte du testicule), méningite. Elles sont du domaine du médecin traitant.

b) Les gestes à faire

— Le repos est indispensable, surtout chez le garçon compte tenu des risques de complications testiculaires. Il est conseillé aux adultes n'ayant pas eu les oreillons de se tenir à l'écart.

— Avertir l'école.

c) Les médicaments homéopathiques

Ferrum phosphoricum est utile dans la période d'invasion (38°, malaise général, douleur d'oreille). Prendre FERRUM PHOS. 9 CH, 1 dose unique.

Mercurius solubilis (ou MERCURIUS SOL.) correspond bien à l'affection. Outre l'atteinte parotidienne, le malade présente une langue flasque et épaisse, recouverte d'un enduit blanc jaunâtre qui garde l'empreinte des dents. La salive est épaisse et l'haleine fétide. La température est élevée, avec des frissons à fleur de peau et des sueurs malodorantes qui ne soulagent pas. Prendre MERCURIUS SOL. 15 CH, 5 granules deux fois par jour.

Pulsatilla est un médicament actif, non seulement sur les parotides mais aussi comme préventif des complications glandulaires (pancréas, testicules, ovaires). Prendre PULSATILLA 15 CH, 5 granules trois fois par jour.

Comme pour la plupart des maladies infantiles, le traitement homéopathique bien conduit écourte l'évolution et diminue les risques de complications.

6. La coqueluche

a) Définition et évolution

C'est une maladie contagieuse de l'enfant due au bacille de Bordet-Gengou. Elle peut être longue, pénible et même grave chez le nourrisson.

— L'**incubation** silencieuse dure environ 10 jours et passe inaperçue.

— La **période catarrhale** venant ensuite est marquée par une petite fièvre, une toux sèche, tenace (surtout la nuit) risquant de faire vomir. Cette phase est très contagieuse.

— La **période des quintes** dont le diagnostic est facile ; la quinte est précédée d'agitation anxieuse, immédiatement suivie par des secousses de toux très rapprochées. La reprise inspiratoire est difficile et provoque un son particulier, classiquement appelé le « chant du coq ». Un crachat glaireux ou des vomissements marquent la fin de la quinte. Cette période atteint son maximum à la troisième semaine, pour disparaître à la cinquième. La fatigue persiste longtemps.

La **vaccination** n'est pas toujours bien tolérée. On la réserve aux enfants qui vivent en crèche et sont plus exposés que les autres à la contagion.

b) Le traitement homéopathique

Il est efficace dans cette maladie, utilisant des médicaments qui stoppent rapidement la phase des quintes.

Drosera correspond parfaitement au tableau de la coqueluche : quintes sèches, rapides, survenant par accès avec visage violacé pendant les quintes. Celles-ci sont si rapprochées que le petit malade a du mal à reprendre sa respiration. Il a en outre des douleurs thoraciques et abdominales provoquées par l'intensité de la toux. Des vomissements glaireux terminent souvent la quinte. Prendre une dose unique de DROSERA 30 CH, à renouveler le lendemain si nécessaire.

Corallium rubrum correspond à une toux explosive que le malade ne peut en aucun cas contrôler ou retenir. Elle est souvent précédée ou accompagnée de suffocation. Le malade rougit pendant les quintes, qui se terminent parfois par des vomissements. Prendre CORALLIUM RUBRUM 5 CH, 5 granules toutes les heures. Espacer les prises selon amélioration.

Arnica, utilisé dans les traumatismes, est donné ici pour lutter contre les conséquences musculaires intercostales de l'intensité des quintes. Prendre ARNICA 9 CH, 5 granules trois fois par jour.

Ainsi traitée, la coqueluche a une évolution rapidement favorable, évitant la longue période de fatigue qui suit habituellement cette maladie.

CHAPITRE IV

Pathologie O.R.L. : nez, gorge, oreilles

1. Les rhumes

a) Description de la pathologie

Cette pathologie très fréquente a l'avantage de ne pas être grave et l'inconvénient d'être souvent désespérante par sa ténacité. En effet, s'il peut être assez banal que le nez coule en hiver, il devient anormal qu'il le fasse pendant des mois.

Cette pathologie chronique est tout à fait du domaine de l'homéopathie, mais nécessite l'intervention d'un médecin homéopathe pour traiter *l'ensemble du terrain*. Nous ne nous occuperons, dans cet ouvrage, que du rhume aigu, encore appelé *coryza*, et qui peut se définir par un certain nombre de signes :

— **Écoulement du nez,** dont il faut repérer tout de suite s'il est clair, épais, franchement purulent, s'il y a ou non des croûtes, du sang, s'il y a présence ou non de « chandelles » (chez l'enfant), etc. Il faut prendre l'habitude d'être attentif à *tout* ce qui se passe, pour pouvoir le décrire le plus précisément possible.

— **Éternuements** dont il faut préciser s'ils sont isolés (un par un) ou, au contraire, en salves (plusieurs fois de suite).

— **Conjonctivite** associée ou non. Regarder si le malade a les yeux rouges pendant l'écoulement du nez.

— **Température** éventuelle et son chiffre.

— **Signes associés** : salivation, toux, maux de tête, grippe avec courbatures, allergie...

Le plus souvent, le « rhume de cerveau » banal de l'hiver est la conséquence d'une attaque virale sans gravité, pour laquelle l'organisme est parfaitement armé. Mais un écoulement du nez peut aussi s'intégrer dans un tout symptomatique beaucoup plus vaste (grippe, bronchite). Au moindre doute, consultez votre médecin.

b) Les gestes à faire

— Bien se moucher pour dégager les fosses nasales, sans trop forcer pour ne pas risquer de rompre des capillaires et saigner du nez. Utiliser des mouchoirs jetables.

— Éviter les différences de température ou les températures extrêmes. Le chaud est aussi mauvais que le froid dans la congestion de la muqueuse nasale. Préférer une température modérée, dans une pièce bien aérée mais sans courant d'air.

c) Les gestes à ne pas faire

— Des inhalations, qui vous font une tête de retour d'enterrement, dont l'efficacité immédiate est bonne, mais ne dure jamais longtemps.

— Se mettre n'importe quelles gouttes dans le nez : se méfier particulièrement de celles qui semblent très efficaces parce qu'elles vous débouchent le nez tout de suite : elles contiennent souvent de la cortisone et peuvent être dangereuses si on en prend souvent (atrophie de la muqueuse, perte d'odorat...).

On pourra, en revanche, se mettre du « sérum physiologique », c'est-à-dire de l'eau pure salée qui a un bon effet de nettoyage et peut être renouvelé à volonté. On préférera les ampoules aux flacons, car cela permet de changer la solution assez souvent pour ne pas risquer l'infection du liquide (PRORHINEL).

— Se bourrer d'aspirine, de médicaments contre les éternuements, dont les effets secondaires sont parfois gênants (somnolence dans la journée, entre autres). Comme toujours, il faut se dire qu'il ne suffit pas de gommer le symptôme pour guérir la maladie, mais il faut essayer de stimuler l'organisme pour qu'il s'en sorte tout seul.

*
* *

Les médicaments homéopathiques des rhumes sont nombreux et seront choisis en fonction des critères cités plus haut (nature de l'écoulement, éternuements, signes associés). Dans un but pratique de classement, nous nous intéresserons en premier à la nature de l'écoulement :

d) Les médicaments homéopathiques lorsque l'écoulement est clair

Écoulement clair, c'est-à-dire translucide, comme de l'eau, en quantité plus ou moins abondante mais difficile à quantifier. Deux questions se posent alors : cet écoulement est-il irritant, comme de l'acide, ou au contraire doux comme de l'eau ?

1. Écoulement non irritant :

Oscillococcinum est un médicament bien connu dans la grippe, mais il faut savoir qu'il est actif dans toutes les manifestations virales. Pris au tout début du rhume, à raison d'une dose matin et soir pendant 3 jours, il a souvent un effet très rapide.

Nux vomica sera utilisé sur la notion d'*éternuements en salves* qui surviennent dès le matin. Le malade éternue plusieurs fois de suite, chaque éternuement provoquant le suivant, souvent accompagné d'un grand frisson. Ces éternuements sont déclenchés par le froid, mais surtout par les *courants d'air* que le malade ne peut supporter. L'écoulement nasal est clair, non irritant, contemporain des éternuements, et peut cesser dans la journée. Le nez est souvent bouché la nuit.

Dans ce cas, prendre NUX VOMICA 7 CH, 5 granules toutes les 2 heures en espaçant selon amélioration, ou encore une dose unique de NUX VOMICA 15 CH, au tout début du rhume, si les symptômes sont tous présents.

2. Écoulement irritant :

Allium cepa (l'oignon) a une toxicologie bien connue : tout le monde a au moins une fois dans sa vie pelé un oignon et sait que les symptômes correspondant à cette substance sont : écoulement irritant du nez, éternuements, et surtout irritation des yeux qui sont rouges et pleurent en abondance. Nous les retrouverons dans le rhume des foins.

Face à un tableau semblable chez votre malade, vous donnerez ALLIUM CEPA 9 CH, 5 granules toutes les 3 heures, en espaçant selon amélioration. Il existe également une spécialité pharmaceutique appelée ALLIUM CEPA COMPOSÉ qui regroupe un certain nombre de médicaments ayant tous une action sur le nez et le rhume. On en prend en général 5 granules trois à quatre fois par jour.

Kalium iodatum est moins souvent indiqué dans cette affection. Il correspond à un écoulement clair mais très irritant des fosses nasales, associé à des douleurs des sinus frontaux, des éternuements, et une toux. Dans ce tableau, prendre KALIUM IODATUM 15 CH, 5 granules toutes les 4 heures. Espacer les prises selon amélioration.

e) Les médicaments homéopathiques lorsque l'écoulement est épais

Cela signifie que le rhume a « mûri » et que l'écoulement nasal est passé par plusieurs stades : aqueux, puis muqueux, puis croûteux ou purulent. En fonction de chaque stade, nous avons des remèdes homéopathiques correspondants :

Coccus cacti est un médicament de rhume avec *toux grasse* et présence de *glaires* dans les bronches. L'écoulement du nez est ici muqueux, filant, blanc (et non transparent) et forme volontiers des « chandelles » chez les enfants. L'association avec la toux grasse nocturne qui se termine souvent en vomissements de glaires est ici une très bonne indication. Face à un tel tableau, prenez COCCUS CACTI 15 CH, 5 granules toutes les 3 heures, ou au réveil et au coucher si le problème est plus chronique. Espacer les prises selon amélioration.

Kalium bichromicum (ou KALI BICH.) est certainement le plus utilisé en pratique, car sa toxicologie passe par tous les stades du rhume habituel : l'écoulement est d'abord clair, aqueux et irritant, puis devient progressivement épais, adhérent, parfois strié de sang pour se terminer en croûtes. Ce médicament sera très efficace dans les rhumes avec bouchons dans le nez le matin, écoulement dans l'arrière-gorge qui est irritée, parfois saignements, et douleurs des sinus frontaux ou maxillaires. Les narines sont facilement ulcérées.

Prendre dans ce cas 5 granules toutes les 2 heures de KALI BICH. 9 CH, en tenant compte du fait que l'écoulement peut augmenter dans un premier temps, pour se tarir ensuite. Il sera alors temps d'espacer les prises.

Hydrastis est très proche du précédent et correspond localement à un tableau assez semblable. La différence se fera sur les *signes généraux* : HYDRASTIS est plus souvent indiqué chez les sujets maigres et *fatigués,* et les bouchons muqueux qui encombrent les narines sont moins irritants que ceux de KALI BICH.

Pour fluidifier l'écoulement, on prendra HYDRASTIS 4 CH, 5 granules toutes les 2 heures ; pour le tarir, HYDRASTIS 9 CH, 5 granules toutes les 3 heures. Espacer les prises selon amélioration.

f) Les médicaments homéopathiques lorsque l'écoulement est purulent

C'est un stade de plus dans la gravité, mais n'oublions pas qu'il s'agit d'un rhume. C'est pourquoi on évitera de s'affoler et de sauter sur les antibiotiques, en faisant confiance aux possibilités de l'organisme. Un certain nombre de médicaments homéopathiques méritent d'être essayés, et c'est seulement en cas d'échec que l'on aura recours aux antibiotiques qui prendront alors toute leur utilité.

Mercurius solubilis correspond à un écoulement purulent qui a tendance à s'étendre (angine, aphtes, infections dentaires), ce qui permet de retrouver les signes indispensables à sa prescription :

— *Salivation exagérée* et récente, qui fait que le sujet bave la nuit sur l'oreiller et a tendance à postillonner.

— *Yeux collés le matin*, surtout chez l'enfant et le nourrisson.

— *Sueurs* abondantes avec *frissons* et courbatures généralisées.

Devant la triade : écoulement purulent du nez + hypersalivation + sécrétions oculaires collant les yeux le matin, prendre MERCURIUS SOL. 9 CH, 5 granules trois fois par jour, 1/2 heure avant les repas. Il faut savoir que ce médicament a une action profonde, mais lente, et que ses effets bénéfiques ne commencent à se manifester qu'au bout de 3 ou 4 jours. Ils sont alors très rapides, et la guérison survient en quelques heures. Donc, ne pas s'inquiéter si au bout de 48 heures les signes ne bougent pas ou ont tendance à s'aggraver.

Hepar sulfur correspond à un tableau infectieux plus grave, avec une atteinte plus profonde de l'état général (voir ARSENICUM ALBUM dans les remèdes de *Fièvre*, pour les comparer). L'écoulement du nez est purulent, sanglant, très douloureux. Une sinusite est souvent associée.

Prendre HEPAR SULFUR 15 CH, 5 granules matin et soir, associé aux manœuvres de nettoyage des fosses nasales décrites plus haut. Espacer les prises selon amélioration.

Pyrogenium est souvent associé systématiquement par beaucoup de médecins homéopathes devant tout processus infectieux à HEPAR SULFUR 9 CH, à raison de 5 granules une fois par jour, pour compléter son action.

Un bon schéma thérapeutique consiste à prendre HEPAR SULFUR 15 CH (5 granules matin et soir) et PYROGENIUM 9 CH (5 granules vers 17 heures).

g) Les médicaments homéopathiques lorsqu'il n'y a pas d'écoulement

Dans ce cas, le nez est bouché, l'enfant ou le nourrisson ne peut respirer par le nez, ce qui pose des problèmes au moment de la tétée.

Sambucus rend de grands services quand le nez est bouché la nuit et que le sujet transpire abondamment au moment du réveil. Il y a en outre une tendance aux laryngites avec toux brusque et suffocante. Donner SAMBUCUS 5 CH, 5 granules toutes les 1/2 heures, en espaçant selon amélioration.

Apis présente également un nez bouché, souvent dans un contexte allergique, et on le prescrira si le nez se débouche nettement par le *frais*. Dans ce cas, APIS 15 CH, 5 granules toutes les heures. Espacer les prises selon amélioration.

Sticta pulmonaria correspond aussi à un coryza sec, associé à une pesanteur de la racine du nez (comme si l'on portait un binocle) et à une toux sèche de trachéite. Prendre STICTA PULMONARIA 5 CH, 5 granules toutes les heures à toutes les 2 heures. Espacer les prises selon amélioration.

*
* *

Comme pour tous les chapitres de ce livre, nous rappelons que ces listes de médicaments ne sont nullement limitatives, et qu'il en existe beaucoup d'autres qui sont du ressort de votre médecin. De même, il faut savoir que la vision globale du mode réactionnel du malade par le médecin homéopathe l'amène parfois à prescrire des médicaments ou des associations médicamenteuses dont le tableau ne correspond pas exactement à ce que vous lisez ici : laissez agir son expérience et faites-lui confiance, sans oublier que le rôle de ce livre est de vous rendre service en l'absence du médecin *sans prétendre le remplacer...*

2. Les sinusites

a) Description

On confond souvent le rhume et la sinusite. La définition d'une sinusite est précise : c'est une inflammation de la muqueuse (tissu de revêtement) des sinus, le plus souvent en rapport avec une infection. Cliniquement, le sujet atteint d'une sinusite présente :

— des douleurs importantes de la région frontale ou maxillaire ;

— un écoulement nasal plus ou moins purulent (ou un arrêt d'écoulement, ce qui est encore plus douloureux) ;

— des signes généraux d'infection : fièvre, sueurs, atteinte de l'état général, maux de tête...

La sinusite peut être en relation avec une affection dentaire (sinusite maxillaire) qu'il faudra toujours faire vérifier dans ce cas. Elle peut être la cause d'infections à distance, cardiaques en particulier ; c'est pourquoi il est important de la diagnostiquer et de la traiter correctement.

Son évolution est en général longue et nécessite la plupart du temps le recours au médecin. Mais, en attendant...

b) Les gestes à faire

— Appliquer des **compresses chaudes** sur la région douloureuse (gant mouillé à l'eau très chaude) pour faciliter l'évacuation.

— **Consulter votre dentiste** pour qu'il vérifie l'état de vos dents et dépiste d'éventuelles caries, parfois à l'aide de radiographies de l'ensemble des dents.

— Faire pratiquer, en cas de récidive, des **radiographies des sinus**, prescrites par votre médecin, afin de juger de leur état et de voir un éventuel niveau liquide (collection purulente).

c) Les gestes à ne pas faire

— Des **inhalations avec n'importe quoi**, dont le seul intérêt est d'apporter un peu de chaleur humide.

— **Se précipiter sur les antibiotiques** qui semblent pourtant bien indiqués, mais dont les inconvénients sont supérieurs aux avantages si on les prend en première intention :

1. Action très lente, du fait que les sinus sont mal irrigués et que les antibiotiques sont véhiculés par voie sanguine. Une grande partie des doses ingérées n'arrivent pas à destination. C'est pourquoi on associe souvent des médicaments à base de cortisone qui ont un rôle anti-inflammatoire puissant.
2. Effets secondaires nombreux du fait des doses nécessaires et du temps obligatoire de traitement (10 à 15 jours) : fatigue générale, nausées, tendance aux diarrhées, etc.

Ils ne seront indiqués que dans les cas traînants où les défenses de l'organisme sont dépassées.

*
* *

Les médicaments homéopathiques seront, comme pour les rhumes, choisis en fonction des caractéristiques ou des changements de l'écoulement. On en trouvera un certain nombre en commun, ce qui s'explique très bien par le fait qu'une substance ayant une action sur une région anatomique peut donner des tableaux cliniques semblables, quel que soit le diagnostic. En homéopathie, il y a toujours plusieurs médicaments possibles pour un même diagnostic et plusieurs diagnostics possibles pour un même médicament...

d) Les médicaments homéopathiques lorsqu'il n'y a pas d'écoulement

Les douleurs sont alors maximum, car les sinus sont « bloqués » : c'est l'indication classique de la cortisone. On peut pourtant l'éviter en prenant tout de suite, et en recommençant si nécessaire toutes les 6 heures environ, une dose de LACHESIS 5 CH.

Ce médicament a pour but de débloquer la situation et de permettre la reprise de l'écoulement, donc d'améliorer considérablement le confort du malade. Il ne prétend pas avoir d'action sur la sinusite elle-même, c'est pourquoi on ne devra pas le prendre plus de trois ou quatre fois. En cas d'échec, consulter rapidement votre médecin. Si, au contraire, un écoulement apparaît, observez ses caractéristiques :

e) Les médicaments homéopathiques lorsque l'écoulement est clair

Ce cas est rare dans les sinusites et se voit en général au début de l'évolution. Les sécrétions nasales sont alors irritantes et accompagnées de douleurs frontales.

La muqueuse nasale est rouge, les yeux larmoyants et le malade se plaint de douleurs à la racine du nez, comme s'il était serré par un binocle. C'est l'indication de KALIUM IODATUM 15 CH, 5 granules toutes les 4 heures en espaçant selon amélioration.

f) Les médicaments homéopathiques lorsque l'écoulement est épais

Nous retrouvons ici l'indication de deux médicaments déjà vus dans les rhumes à écoulement épais (voir chapitre *Rhumes*) :

Kalium bichromicum, d'indication très fréquente, utilisé plutôt chez le sujet auparavant en bonne santé et qui se défend bien. L'écoulement est jaune verdâtre, avec des croûtes le matin, et des douleurs des sinus frontaux ou maxillaires, plutôt à droite. Prendre KALI BICH. 9 CH, 5 granules toutes les 4 heures. Espacer les prises selon amélioration.

Hydrastis sera utile devant un tableau local identique (bouchons épais difficiles à évacuer), mais dans un contexte général de grande fatigue chez des sujets maigres. Il existe, de plus, une augmentation de la salivation et une langue chargée. Prendre HYDRASTIS 4 CH, 5 granules toutes les 4 heures en espaçant les prises selon amélioration.

Deux autres médicaments font la jonction entre les écoulements épais et les écoulements franchement purulents :

Cinnabaris présente, outre un écoulement épais avec bouchons difficiles à évacuer et écoulement dans la gorge, des douleurs vives des globes oculaires. L'œil est rouge écarlate, le sujet a l'impression de porter une paire de lunettes pesantes sur le nez. Il peut présenter par ailleurs une langue de « *type Mercurius* » (épaisse, chargée, avec beaucoup de salive) car le mercure est un des constituants du cinabre. Devant un tel tableau, prendre CINNABARIS 9 CH, 5 granules trois fois par jour 1/2 heure avant les repas.

Mezereum correspond à des sinusites où le malade ressent des douleurs vives des os du nez et de la face. L'écoulement est ici jaunâtre et strié de sang. C'est un remède très fidèle dans les *sinusites maxillaires*. Prendre MEZEREUM 9 CH, 5 granules toutes les 4 heures. Espacer les prises selon amélioration.

g) Les médicaments homéopathiques lorsque l'écoulement est purulent

Devant tout phénomène infectieux, quelle que soit sa localisation, l'homéopathie apporte des solutions qui permettent d'éviter le recours aux antibiotiques. Il ne s'agit pas là d'une position *a priori* (car un médecin homéopathe moderne sait parfaitement se servir de ces médicaments), mais d'un choix thérapeutique raisonné. En effet, l'organisme doit pouvoir lutter par lui-même contre les agents infectieux, et ce n'est que dans le cas où ses possibilités sont dépassées que l'on utilisera une aide extérieure.

Le cas de la sinusite est peu différent de celui du rhume infecté que nous avons déjà vu, et les médicaments homéopathiques seront les mêmes :

Hepar sulfur présente un écoulement nasal purulent, parfois de mauvaise odeur. Le nez est souvent bouché et le malade est hypersensible au froid et à la douleur. Une toux rauque de laryngite peut parfois être associée. La radiographie, si elle est pratiquée, montre des niveaux liquides ou une opacité des sinus. Face à ce tableau, qui est en principe du ressort du médecin, on peut prendre en attendant HEPAR SULFUR 15 CH, 5 granules trois fois par jour.

Pyrogenium est souvent associé à HEPAR SULFUR, pour compléter son action. On le prendra en 9 CH, 5 granules une à deux fois par jour en fonction de l'intensité des symptômes.

Un exemple de traitement type de sinusite purulente consiste à prendre en attendant le médecin : HEPAR SULFUR 15 CH (5 granules avant chacun des trois repas) + PYROGENIUM 9 CH (5 granules vers

17 heures). Dans la journée, 5 granules toutes les 2 heures de KALI BICH. 9 CH. Espacer les prises selon amélioration.

Ainsi traitées, la grande majorité des sinusites a une évolution rapide vers la guérison avec cet avantage que le traitement homéopathique des phases aiguës, qui stimule les défenses naturelles de l'organisme, a une certaine action de prévention sur les rechutes. Si tel n'est pas le cas, votre médecin homéopathe pourra établir votre *traitement de fond* qui prend en charge l'ensemble du terrain.

3. Le rhume des foins

a) Définition, clinique

Cette maladie, encore appelée « *coryza spasmodique périodique* » n'est pas à proprement parler une maladie aiguë au même titre qu'un rhume, une grippe ou une angine. C'est plutôt la manifestation aiguë, périodique (au printemps) d'un terrain allergique permanent. C'est pourquoi il ne pourra être traité efficacement que par un *traitement de fond* établi par un médecin homéopathe, en sachant que la guérison du terrain ne sera obtenue qu'après plusieurs années. On peut cependant essayer quelques remèdes symptomatiques de la crise aiguë en attendant la consultation.

Il s'agit d'une **manifestation allergique** de la muqueuse du nez et des sinus survenant au printemps ou à l'automne, en relation avec les pollens de graminées. Les manifestations cliniques sont variées selon les sujets, mais on peut retenir les symptômes communs suivants :

— Survenue des troubles du mois d'avril au mois de juillet (graminées courantes) ou en septembre (armoise).

— Écoulement nasal clair comme de l'eau, irritant ou non.

— Éternuements variables, en rythme et en intensité.

— Conjonctivite associée avec le bord des yeux rouges, parfois gonflement des paupières qui sont irritées.

— Association fréquente avec de l'asthme ou de l'urticaire (autres expressions du terrain allergique).

On constate malheureusement une augmentation du nombre des sujets allergiques chaque année, comme si la population devenait de plus en plus réactive à l'environnement. Ce fait est peut-être en relation avec la pollution sous toutes ses formes (respiratoire, alimentaire, industrielle...) qui modifie en profondeur le terrain de chacun. Les polypes du nez semblent aussi avoir un rôle dans cette affection.

Les médicaments homéopathiques des crises que nous vous indiquons ne seront réellement efficaces que dans la mesure où ils seront épaulés par des traitements de fond.

b) Les gestes à faire

— Éviter les sorties à la campagne pendant la saison des pollens si vous êtes allergique. Éviter également de rester en plein soleil ou en plein vent. Préférer le frais, l'intérieur des maisons et ne sortir que si nécessaire.

— Laver les yeux abondamment avec de l'eau fraîche, pour enlever les particules allergisantes. L'effet de bien-être est immédiat, même s'il ne dure pas longtemps.

— Appliquer une pommade grasse (HOMÉOPLASMINE) à l'intérieur des narines pour faire une barrière à ces mêmes particules. En remettre aussi souvent que nécessaire.

c) Les gestes à ne pas faire

— **Éviter la piqûre de cortisone systématique.** Elle est bien pratique, car elle supprime rapidement tous les symptômes. Ses effets secondaires peuvent pourtant être gênants à long terme : obligation de la renouveler de plus en plus souvent, état de dépendance, prise de poids, obligation de régime sans sel, etc. De plus, elle n'a qu'un effet symptomatique et ne règle en rien le problème du terrain.

Elle est par contre justifiée dans des cas exceptionnels : tous les cas d'urgence où le sujet doit être en possession de tous ses moyens (candidat au bac, recherche d'emploi...) ou en cas d'asthme associé.

— **Éviter les tests allergologiques** qui, dans le meilleur des cas, ne nous apprennent rien que l'on ne sache déjà : une allergie aux graminées. Ils débouchent naturellement sur une *désensibilisation* dont les résultats sont inconstants et étalés sur plusieurs années. De plus, les enfants craignent souvent l'injection bihebdomadaire.

Naturellement, cette opinion doit être nuancée par le fait que les médecins homéopathes ne voient que les échecs de la désensibilisation. Les malades guéris par cette méthode ne nous consultent pas...

d) Les médicaments homéopathiques

Ils sont nombreux et correspondent chacun à un tableau clinique différent.

Nous avons sélectionné les principaux :

Allium cepa correspond à un tableau d'écoulement nasal et oculaire irritant. De nombreux éternuements, un larmoiement abondant améliorés par le frais sont une bonne indication du remède. On le prendra en 9 CH, 5 granules toutes les heures au début, en espaçant les prises selon amélioration.

Euphrasia est plus indiqué si les *yeux* sont très rouges, irrités, et que les larmes sont brûlantes comme de l'acide. Parfois, on constate une agglutination des paupières le matin. En revanche, l'écoulement nasal est doux, comme de l'eau, avec peu d'éternuements. Les symptômes sont améliorés par l'obscurité et la fraîcheur. Prendre EUPHRASIA 9 CH, 5 granules toutes les 2 heures. Espacer les prises selon amélioration.

Il existe également un collyre à l'EUPHRASIA 4 % TM qui peut rendre service localement.

Nux vomica est le médicament des rhumes des foins qui débutent par des éternuements « en salves », c'est-à-dire sans interruption. Chaque éternuement provoque le suivant et il semble ne jamais y avoir de fin. En revanche, les yeux sont intacts. Prendre NUX VOMICA 9 CH (5 granules toutes les 2 heures) ou NUX VOMICA 15 CH (1 dose le matin).

Sabadilla reprend les mêmes symptômes communs que les autres, mais présente en outre un signe caractéristique : le sujet ressent une démangeaison de l'arrière du palais qui l'oblige à le frotter avec la langue ou à faire des bruits curieux avec l'arrière-gorge. Il semble que, statistiquement, ce médicament revienne très souvent dans notre pratique. Prendre alors SABADILLA 9 CH, 5 granules toutes les heures. Espacer les prises selon amélioration.

Apis mellifica est indiqué si le sujet ressent de violentes démangeaisons du nez et des yeux, avec des sensations de piqûre et de brûlure. Ses paupières sont souvent gonflées, il ressent une gêne dans la gorge. Ces symptômes sont très nettement améliorés par le *frais* (eau fraîche, air frais...). APIS est un remède très puissant, d'action rapide mais courte ; on le prendra en 15 CH, 5 granules toutes les 1/2 heures au début, en espaçant très vite selon amélioration.

Il est des cas où il est difficile d'analyser ces symptômes car rien n'est vraiment tranché, ni dans l'écoulement nasal, ni dans les modalités d'amélioration ou d'aggravation. Dans cette situation, il faut prendre POUMON HISTAMINE 15 CH (5 granules toutes les heures à toutes les 2 heures) en alternance avec un autre médicament symptomatique (APIS par exemple).

4. Les pharyngites

a) Définition, clinique

Ce sont des inflammations du carrefour aéro-digestif qui sont le plus souvent associées à une rhinite (inflammation du nez), donnant ainsi les rhino-pharyngites bien connues chez l'enfant. On les reconnaît à un certain nombre de signes cliniques :

— Rougeur de la muqueuse de l'arrière-gorge, qui est congestionnée et douloureuse.

— Sécrétions visqueuses en provenance du nez, difficiles à expulser.

— Parfois gêne ou douleur à la déglutition des aliments.

— Signes souvent associés : température plus ou moins élevée, ganglions sous la mâchoire ou dans le cou, éternuements, écoulement nasal.

— En principe il n'y a pas de troubles de la voix, ce qui indiquerait plutôt une laryngite.

Chez le nourrisson, qui ne fait pas d'angine, c'est une affection extrêmement fréquente, d'autant que des traitements intempestifs amènent des récidives régulières. Les causes sont en général microbiennes ou virales, en relation avec une inflammation du cavum (conduit entre nez et gorge). Le froid humide et les différences de température sont des facteurs favorisants.

Chez l'enfant plus grand, il faudra faire attention à ne pas confondre une banale pharyngite avec une angine, de pronostic et de traitement différents (voir chapitre *Angines*).

Chez l'adulte, les causes microbiennes, virales et climatiques sont également retrouvées. Il faut y ajouter l'influence de facteurs d'irritation comme le tabac ou l'alcool qui sont directement responsables des pharyngites. Penser aussi aux enfants qui vivent dans une atmosphère enfumée par les parents...

b) Les gestes à faire

— **Regarder la gorge.** La technique en est simple et ne demande aucun instrument particulier : faire ouvrir la bouche au maximum et demander au patient de tirer la langue le plus loin possible vers le bas (sur le menton). L'effort de traction de la langue vers l'extérieur permet de bien dégager les amygdales et de montrer le pharynx sans l'aide d'une cuillère, redoutée par les enfants (réflexe nauséeux). Observer alors la couleur (normalement rose), les sécrétions éventuelles, l'aspect de la luette (gonflée ou non).

— **Éviter le froid** en maintenant la gorge au chaud, extérieurement par une écharpe, intérieurement par des boissons chaudes.

— **Traiter la cause** de la pharyngite si vous la connaissez : rhinite, sinusite, laryngite... (se reporter au chapitre correspondant).

— **Supprimer les causes d'irritation,** tabac en particulier (pour certains, c'est l'occasion pour s'arrêter de fumer !). On adoucira la gorge avec du miel, pris comme un sirop, à la cuillère.

c) Les gestes à ne pas faire

— **Des gargarismes avec n'importe quoi.** Le raisonnement est le même que pour les inhalations. Le gargarisme arrive rarement sur le lieu de l'inflammation, et les enfants ne savent pas les faire.

— **Les antibiotiques locaux** sous forme de sprays à vaporiser dans la gorge n'ont d'effet que par l'anti-inflammatoire qui leur est associé. Ils ont l'inconvénient de masquer les symptômes un certain temps sans réellement résoudre le problème, et d'exposer à des rechutes.

*
* *

Les médicaments homéopathiques seront choisis en fonction du tableau clinique particulier du malade et des signes associés, en tenant toujours compte de la *cause* de la pharyngite. Nous aurons ainsi à choisir parmi :

d) Les médicaments homéopathiques de la fièvre

Voir également au chapitre *Fièvre*.

Aconit au tout début du phénomène inflammatoire, dans les suites d'un coup de froid brutal ou d'une différence soudaine de température. Le sujet a une sensation de gorge sèche, douloureuse, avec une toux rauque, une température d'ascension rapide. La peau est rouge et *ne transpire pas*, la soif intense. La gorge est rouge, sans sécrétion. Un certain degré d'agitation anxieuse accompagne généralement cet état. Prendre alors ACONIT 9 CH, 5 granules toutes les heures jusqu'à disparition des symptômes (qui doit être très rapide) ou apparition des sueurs. C'est alors généralement l'indication de :

Belladona dont le tableau est proche, mais avec des nuances qui permettent de faire la différence : la gorge est également rouge, avec une gêne à la déglutition et une sensation de serrement comme par une main autour du cou (spasme de la gorge). Le malade transpire abondamment, surtout au visage, se plaint de maux de tête, avec une température évoluant par clochers. Il supporte mal le bruit, le toucher, la lumière, l'air froid. Devant un tel tableau, prendre BELLADONA 9 CH, 5 granules toutes les heures au début, en espaçant les prises selon amélioration qui doit également être très rapide (quelques heures).

Apis mellifica correspond à des pharyngites dont la muqueuse est rose, donc presque normale, mais avec un certain degré d'*œdème* (gonflement) surtout au niveau de la luette. Le sujet ressent des sensations de piqûre et de brûlure améliorées par le *frais*. Il aura donc plutôt envie de sucer des glaçons. Malgré la fièvre, *il n'a pas soif*. Un tel tableau se rencontre plus volontiers dans un contexte allergique que dans une affection virale. Prendre alors APIS 15 CH, 5 granules toutes les 1/2 heures. Espacer les prises selon amélioration.

e) Les médicaments homéopathiques de la rhinite

Voir également au chapitre *Rhumes*.

Oscillococcinum est indiqué dans toute affection virale, quelle que soit sa localisation. Il sera utile au début d'un rhume simple, avec un écoulement nasal aqueux et une irritation de la gorge non caractéristique. Des éternuements, des douleurs d'oreille peuvent compléter le tableau qui est souvent celui d'une grippe au début. Prendre OSCILLOCOCCINUM, une dose au réveil et au coucher pendant 3 jours.

Kalium bichromicum a déjà été étudié dans les rhumes et les sinusites à écoulement épais et irritant. Le malade a souvent des croûtes dans le nez le matin, parfois striées de sang, une irritation des narines. Cet écoulement se fait aussi volontiers en arrière, vers le cavum. On peut voir à l'examen des sécrétions épaisses, visqueuses et difficiles à expulser au fond de la gorge qui est également irritée. Pour tarir ces sécrétions, prendre KALI BICH. 9 CH, 5 granules toutes les 4 heures environ, jusqu'à amélioration (quelques jours). En cas d'échec, prendre KALIUM BICHROMICUM 15 CH, au même rythme.

Hydrastis est très proche et sera plus souvent indiqué chez des sujets fatigués, amaigris. Les sécrétions sont également très visqueuses, mais le malade présente en outre une langue chargée, épaisse, gardant sur les côtés l'empreinte des dents. La gorge est rouge et souvent le siège d'une pharyngite granuleuse. Prendre HYDRASTIS 5 CH, 5 granules toutes les 2 heures pour fluidifier les sécrétions et permettre leur expulsion.

f) Les médicaments homéopathiques du pharynx

Il s'agit de substances dont le pôle d'action est dirigé de façon plus spécifique sur le pharynx.

Ce sont :

Arum triphyllum dont le tableau est bien marqué : muqueuse de la gorge rouge vif, écoulement nasal aqueux très irritant ; le timbre de la voix varie constamment, tantôt clair, tantôt voilé. Devant une telle laryngite avec aphonie, prendre ARUM TRIPHYLLUM 5 CH, 5 granules toutes les heures en espaçant les prises selon amélioration.

Phytolacca est à la fois un remède d'angine et de pharyngite. Dans ce cas, la muqueuse est également irritée, mais les amygdales sont rouges, et on sent surtout des *ganglions* au cou, sous l'angle de la mâchoire. La déglutition est douloureuse, cette douleur pouvant irradier jusqu'aux oreilles. Prendre PHYTOLACCA 9 CH, 5 granules toutes les 2 heures. Espacer les prises selon amélioration.

Dans la grande majorité des cas, une pharyngite évoluera favorablement avec un traitement homéopathique bien conduit et le recours aux antibiotiques sera exceptionnel. Il est néanmoins du seul ressort de votre médecin d'en juger.

5. Les angines

a) Définition

On appelle angine une inflammation des amygdales en relation avec une infection virale ou bactérienne. Le synonyme d'angine est « amygdalite ». En cas d'affection virale, les symptômes sont plus diffus et intéressent également l'arbre respiratoire, le nez et le pharynx. En cas d'affection bactérienne, seules les amygdales sont touchées.

Le **danger des angines** vient du fait qu'un micro-organisme particulier, le streptocoque, peut attaquer d'autres organes que la gorge. C'est lui qui est responsable de rhumatismes articulaires aigus, eux-mêmes responsables d'atteintes graves du cœur et des reins. Ce cas est de plus en plus rare, mais toujours présent. C'est pourquoi on devra toujours traiter une angine sérieusement et faire appel systématiquement à son médecin traitant devant un tableau évoquant une angine.

Outre les signes cliniques, on peut obtenir la preuve d'une infection par le streptocoque en faisant pratiquer un prélèvement de gorge au laboratoire. Cet examen n'est pas toujours fait en pratique, car il complique un peu le traitement et ne sera demandé qu'en cas de doute. En attendant le résultat, on pourra efficacement se traiter à l'aide de quelques médicaments homéopathiques qui auront pour rôle d'aider l'organisme à combattre l'infection par ses propres moyens.

b) Les signes cliniques

Pour simplifier les choses, on distingue deux sortes d'angines : les angines rouges et les angines « blanches », c'est-à-dire à points blancs :

— Les **angines rouges** se reconnaissent au fait que les amygdales, normalement de couleur rosée, sont rouges, ainsi que les piliers du voile du palais. Le malade a une température élevée, des douleurs à la déglutition, des ganglions dans le cou. On peut également avoir des douleurs musculaires et des courbatures.

— Les **angines blanches** présentent les mêmes symptômes, mais on peut voir en plus des points blancs sur les amygdales qui sont grosses et couvertes de membranes de couleur blanche. La langue est souvent épaisse, chargée, les ganglions toujours présents. La température est élevée, avec des sueurs abondantes, des frissons, une atteinte importante de l'état général. Parfois, on note des signes digestifs associés (nausées, vomissements, diarrhées...).

c) Les gestes à faire

— Il faut **toujours consulter votre médecin** pour les raisons expliquées plus haut. Cependant, une angine ne constitue pas une urgence à proprement parler, et on peut très bien attendre 48 heures en s'aidant des moyens et médicaments expliqués ici. Si, après la consultation, votre médecin vous prescrit des antibiotiques, il faut les prendre et ne pas les refuser sous prétexte qu' « on est contre »... Les attitudes tranchées dans ce domaine sont dangereuses et chaque cas est particulier. Un médecin homéopathe évite toujours dans la mesure du possible d'avoir recours aux antibiotiques. Il ne les prescrit qu'à bon escient, quand il estime que les dangers de la maladie sont supérieurs aux inconvénients des médicaments. Faites-lui donc confiance...

— **Se reposer suffisamment** et éviter les différences de température. Rester au chaud est déjà une forme de traitement.

— **Lutter contre la température** si elle est très élevée par les moyens indiqués au chapitre *Fièvre*, et prendre les médicaments correspondants. Ne pas sauter sur l'aspirine dès que le malade a 38°, car vous allongerez l'évolution de la maladie.

— **Les gargarismes** peuvent, dans ce cas, être utiles pour lutter contre la douleur de gorge et l'inflammation, dans la mesure où on sait les faire (les enfants ne savent pas). On pourra mettre dans un verre d'eau tiède bouillie 1 cuillère à café de CALENDULA TM + 1 cuillère de PHYTOLACCA TM. Ce mélange a des propriétés désinfectantes et cicatrisantes ; il agit également sur la douleur locale.

— Le **dosage d'albumine** dans les urines en fin de traitement a passé de mode depuis quelques années. Il peut être utile si le prélèvement de gorge a montré la présence d'un streptocoque.

*
* *

d) Les gestes à ne pas faire

— Les **antibiotiques locaux** sous forme de sprays ont une certaine action sur les douleurs de gorge, car ils sont souvent associés à des anti-inflammatoires. On doit donc les considérer comme des médicaments « de confort », mais on doit savoir qu'ils sont insuffisants pour traiter efficacement l'angine et risquent de masquer des symptômes importants à votre médecin. A ce titre, ils doivent être rejetés.

— L'**aspirine à fortes doses** a aussi un rôle anti-inflammatoire, mais a aussi l'inconvénient de retarder l'évolution et de masquer les symptômes de la vraie maladie.

— **Méconnaître une angine** et la confondre avec une banale pharyngite peut être lourd de conséquences, notamment chez l'enfant. C'est pourquoi il faudra bien examiner la gorge, avec la technique exposée plus haut (voir chapitre *Pharyngites*).

e) Les médicaments homéopathiques

Le traitement homéopathique de l'angine est un **traitement efficace** et tous ceux qui ont eu l'occasion de l'essayer ont pu en faire l'expérience. Mais il faut savoir que cette action se manifeste en profondeur et que, dans un premier temps, les symptômes extérieurs de l'angine ne s'améliorent pas forcément.

Ainsi la fièvre, les douleurs de gorge, les ganglions peuvent-ils persister pendant 2 ou 3 jours sans aucun changement apparent, puis survient une guérison très rapide en quelques heures. Cela signifie que l'organisme a pris le dessus sur l'agresseur, et que le retour à l'état de santé initial est obtenu.

Si l'on compare l'évolution d'un malade traité homéopathiquement à celle d'un autre traité par des antibiotiques, on constate que le second semble évoluer plus vite et que son confort immédiat est meilleur (température, maux de gorge...). Cependant, un traitement antibiotique doit être pris au minimum pendant 6 jours sous peine de rechute, et entraîne parfois des effets secondaires (diarrhées, fatigue persistante, fragilité secondaire aux rechutes...). Par contre, au bout de 3 à 4 jours, un malade traité homéopathiquement retrouve un état de santé et un tonus général en tout point semblables à ce qu'ils étaient avant la maladie. C'est pourquoi on aura toujours intérêt à utiliser l'homéopathie en première intention, et à garder les antibiotiques pour les cas graves où les défenses naturelles de l'organisme sont insuffisantes.

f) Médicaments homéopathiques des angines rouges

Les angines rouges correspondent essentiellement à trois médicaments, faciles à différencier :

Belladona est sans doute le médicament le plus connu et le plus utilisé dans l'angine rouge, car ses symptômes sont parfaitement homéopathiques à la maladie : température élevée en clochers, sueurs abondantes prédominant à la tête, peau rouge, douleurs de gorge spasmodiques comme une main qui serre le cou, douleur de déglutition, hypersensibilité au bruit, à la lumière... Les amygdales sont très rouges, douloureuses et gênent l'alimentation. La soif n'est pas caractéristique. Devant ce tableau, survenu après un coup de froid brutal, prendre BELLADONA 9 CH, 5 granules toutes les heures *en espaçant les prises selon amélioration*. Celle-ci est en général rapide, en quelques heures. Si le malade ne réagit pas favorablement après plusieurs prises de médicament, cela signifie que celui-ci n'a pas été bien choisi et qu'il faut étudier à nouveau les symptômes.

Phytolacca est également très utile dans les angines rouges. Les symptômes qui l'indiquent sont les suivants : gorge rouge sombre, presque violacée (des amygdales au pharynx), sensation de corps étranger dans la gorge qui gêne la déglutition. La douleur est souvent irradiée vers les oreilles, et on retrouve des ganglions durs sous la mâchoire. La fièvre est accompagnée d'un état de fatigue, de courbatures que le mouvement n'améliore pas. Prendre alors PHYTOLACCA 9 CH, 5 granules toutes les 3 heures. Espacer les prises selon amélioration.

Dans un certain nombre d'angines rouges, il est classique d'alterner toutes les heures ou toutes les 2 heures 5 granules de BELLADONA 9 CH et 5 granules de PHYTOLACCA 9 CH jusqu'à amélioration. Cette technique vise à couvrir l'ensemble des modes réactionnels possibles d'une angine rouge.

Apis est le médicament des angines de survenue brutale, avec une gorge plutôt rosée et des douleurs de piqûre et de brûlure intenses améliorées par le *frais*. La luette est souvent gonflée et pend comme un petit sac rempli d'eau. Ces malades suceront des glaçons, boiront de l'eau très fraîche pour calmer leurs douleurs. La fièvre est variable, souvent accompagnée de maux de tête, *la soif est absente*. Prendre alors APIS 15 CH, 5 granules toutes les 1/2 heures. L'amélioration est spectaculaire, en quelques heures. Espacer les prises selon amélioration.

g) Médicaments homéopathiques des angines blanches

Elles sont encore appelées « angines érythémato-pultacées » sur les carnets de santé des enfants, ce qui signifie en clair (et étymologiquement) : « angine rouge avec fausses membranes sur les amygdales ». Elles sont souvent la conséquence d'atteintes bactériennes, mais sont néanmoins parfaitement accessibles à la technique homéopathique. On utilisera, en attendant l'avis de votre médecin :

Mercurius solubilis : ce médicament très connu par les mères de famille éclairées est indiqué dans les atteintes des amygdales associées à une stomatite. La gorge est très rouge et recouverte de fausses membranes grisâtres, les amygdales sont cryptiques (creusées de trous) et il ne faut pas confondre ces points blancs avec les résidus de yaourt du dernier repas... En effet, les particules alimentaires ont tendance à se déposer dans les cryptes et à former des amas blanchâtres qui n'ont rien à voir avec une amygdalite. En cas de doute (peu probable), d'autres signes vous permettent de faire la différence :

— Langue épaisse, blanc jaunâtre, chargée, visqueuse, qui garde l'empreinte des dents.

— Hypersalivation qui fait que le sujet bave la nuit sur l'oreiller ou postillonne pendant la journée. Cette salivation est particulièrement mal venue, car elle oblige le malade à avaler fréquemment, ce qui est très douloureux.

— Gros ganglions du cou et irradiation des douleurs vers les oreilles.

— Soif intense malgré la salivation, ce qui est étonnant, donc à relever en priorité.

A côté de ces signes locaux, vous devrez rechercher les signes généraux du remède :

— Température élevée, en clochers (39-40°), d'apparition progressive, et accompagnée de sueurs abondantes la nuit, de mauvaise odeur. L'apparition des sueurs ne soulage pas le malade.

— Frissons, tremblements de tout le corps qui n'arrive pas à se réchauffer.

— Courbatures généralisées.

— Tendance aux troubles digestifs associés : nausées, vomissements, diarrhées...

Dans un tel tableau, on donne MERCURIUS SOLUBILIS 9 CH, 5 granules trois fois par jour loin des repas. Ce médicament très puissant nécessite entre 2 et 4 jours pour obtenir la guérison. Il est donc inutile de s'inquiéter si, au bout de 48 heures, le malade ne semble pas aller mieux, car on sait que la guérison sera très rapide le 4e ou 5e jour.

De même, il est inutile de prendre le médicament plus souvent : cela n'accélère pas l'évolution.

Mercurius corrosivus est un dérivé du mercure dont le tableau est assez proche du précédent. Ses différences se font sur une atteinte plus grave des amygdales (qui ont tendance à se creuser et à saigner), et sur des douleurs qui sont plus spasmodiques avec une sensation de serrement de la gorge. La déglutition est très douloureuse. La posologie est la même que pour Mercurius solubilis : MERCURIUS CORROSIVUS 9 CH, 5 granules trois fois par jour.

A noter cependant que son action est peut-être légèrement plus rapide.

Mercurius cyanatus est lui aussi un dérivé du mercure dont il partage les signes et les indications. Il en sera cependant différent sur quelques points :

— Fausses membranes beaucoup plus étendues, confluentes, qui tapissent toute la gorge.

— Gonflement très important des ganglions du cou.

— Épuisement général du sujet qui est prostré et refuse de sortir de son lit.

Même posologie que les autres Mercures : MERCURIUS CYANATUS 9 CH, 5 granules trois fois par jour. Espacer les prises selon amélioration.

En pratique, devant un tableau débutant d'angine et pour couvrir environ les trois quarts des possibilités d'évolution, on prend : MERCURIUS SOLUBILIS 9 CH (5 granules avant les trois repas) + BELLADONA 9 CH (5 granules toutes les 2 heures) en espaçant les prises selon amélioration.

h) Médicaments homéopathiques des angines phlegmoneuses

Le phlegmon des amygdales est un abcès qui transforme les glandes en une poche remplie de pus. L'infection est ici à son maximum et atteint gravement l'état général. Ce sera donc l'indication de médicaments de suppuration comme HEPAR SULFUR, PYROGENIUM, ARSENICUM ALBUM, etc., mais dont la prescription doit être réservée au seul médecin homéopathe. Cela n'est pas pour garder des privilèges, mais seul un médecin est à même de juger si l'organisme est capable de se défendre par lui-même ou si l'on doit utiliser un traitement antibiotique.

*
* *

Un dernier mot pour clore ce chapitre sur les angines et qui concerne le problème de l'**ablation des amygdales**. Les spécialistes O.R.L. (oto-rhino-laryngologistes) sont en général d'accord pour les conserver aussi longtemps que cela est possible. En effet, les amygdales sont des organes de défense dont le rôle est de servir de barrière aux infections. Elles sont donc très utiles pour les défenses naturelles de l'organisme. Dans un problème d'angines à répétition, un traitement de fond homéopathique permet le plus souvent de résoudre le problème, sans avoir à les enlever. Ce n'est qu'en cas d'échec (où elles sont au contraire un réservoir de germes) qu'il est justifié de les opérer.

6. Les otites

a) Définition

L'otite moyenne aiguë, qui touche principalement les enfants et les nourrissons, est une inflammation du tympan en rapport avec une infection. Les causes en sont le plus souvent un coup de froid brutal, un courant d'air, ou les suites d'une rhino-pharyngite. Les végétations sont également un facteur favorisant. Chez le nourrisson, les poussées dentaires sont souvent accompagnées de douleurs d'oreilles qui ne sont pas des otites à proprement parler. Chez l'adulte, on tient compte des facteurs traumatiques (son violent, plongée sous-marine...), mais les signes cliniques sont les mêmes.

Il peut paraître étrange de réserver un chapitre de médecine familiale à l'otite, car cette pathologie relève essentiellement du médecin. En effet, l'évolution de cette maladie, si elle est mal traitée, peut être grave : apparition d'une mastoïdite, c'est-à-dire une infection de l'os crânien situé juste derrière l'oreille, troubles secondaires de l'audition, lésions du tympan, installation d'une otite chronique... Tout cela doit vous rendre très prudent dans le traitement d'une otite aiguë. Par ailleurs, le diagnostic exact d'une otite nécessite un examen soigneux du tympan, qui ne peut être réalisé qu'avec un otoscope.

Cependant, pour rester fidèle à l'esprit général de cet ouvrage, un certain nombre de gestes simples, de médicaments homéopathiques de première intention vous permettront de passer un cap difficile et de traiter les premiers signes de la maladie en attendant votre médecin.

b) Clinique

L'otite aiguë survient en général brutalement, la nuit, dans les suites d'un coup de froid brusque, ou au décours d'une rhinopharyngite mal soignée. Dans ce cas, les végétations chez l'enfant jouent un grand rôle de transmission de l'infection par la trompe d'Eustache. Les premiers signes d'une otite sont :

— Douleur brutale du fond de l'oreille, intense, mal supportée, qui retentit fortement sur l'humeur du malade. Même un nourrisson se manifeste par des cris, des pleurs, et se touche l'oreille.

— Température plus ou moins élevée, en général autour de 38 à 39°.

— Parfois écoulement d'emblée d'un liquide purulent, à ne pas confondre avec du cérumen (la cire qui sèche dans les oreilles), ce qui indique que l'abcès situé derrière le tympan s'est crevé spontanément. En général, l'ouverture de cet abcès améliore rapidement la douleur.

— Atteinte de l'état général comme au cours de toute infection aiguë : fatigue, nervosité pouvant aller jusqu'à l'angoisse.

L'examen de l'oreille à l'aide d'un otoscope permet de faire la différence entre :

— Une **otite congestive**, en général virale, dans laquelle le tympan est rouge, enflammé, mais non bombé.

— Une **otite purulente**, où le tympan a une teinte plus nacrée dans la partie postérieure, qui est bombée. Ce sont les signes d'un abcès au début, que les spécialistes percent avec une aiguille spéciale (paracentèse).

c) Les gestes à faire

Ils sont simples dans une otite aiguë :

— **Calmer l'enfant**, au besoin à l'aide de quelques médicaments homéopathiques appropriés (voir plus loin).

— Mettre de la **chaleur sur l'oreille**, ce qui a pour but de diminuer l'intensité de la douleur. Éventuellement, un coton dans l'oreille évitera le contact avec l'air froid.

— Traiter efficacement la rhino-pharyngite qui est la source de tous les maux.

d) Les gestes à ne pas faire

— **Mettre n'importe quelles gouttes dans l'oreille,** sous prétexte que celles qui ont été prescrites l'an dernier et dont il reste un fond de flacon ont bien amélioré les choses. La plupart des gouttes auriculaires comportant des antibiotiques et des anti-inflammatoires ont une date de péremption voisine de 15 jours. Il est impératif de jeter le flacon après cette date, même s'il n'est pas terminé.

— Essayer de **nettoyer l'oreille avec un Coton-Tige...** On ne vous laissera pas le faire très longtemps !

— **Méconnaître une otite,** qui peut parfois prendre des masques trompeurs : une diarrhée chez le nourrisson par exemple.

— **Utiliser certains médicaments homéopathiques** pour traiter les rhino-pharyngites, surtout en basses dilutions (4 à 5 CH). On doit savoir que des médicaments comme SULFUR, HEPAR SULFUR, PULSATILLA... doivent être bien connus du prescripteur et jamais utilisés en dilution basse dans une indication aiguë.

e) Les médicaments homéopathiques

Ils sont donnés **en attendant le médecin** qui, seul, peut juger de l'utilité ou non d'un traitement antibiotique. Il faut savoir que ce dernier a ses partisans et ses adversaires, et qu'en particulier les gouttes auriculaires peuvent entraîner à la longue des infections à bas bruit, responsables de remaniements du tympan et de surdité secondaires. L'homéopathie, en mettant en jeu la totalité des défenses naturelles de l'organisme, a un grand rôle à jouer dans cette affection et peut être une alternative pour tous les médecins.

Nous ne donnerons ici que quelques schémas thérapeutiques de l'otite congestive, d'origine virale et sans risque d'abcès.

Ferrum phosphoricum a déjà été étudié dans les remèdes de fièvre à début progressif, et dont une des caractéristiques principales était la douleur d'oreille. C'est un médicament très fidèle que l'on peut donner en première intention. Si l'on veut affiner le diagnostic de remède, on retrouvera :

— Une fièvre peu élevée, autour de 38°, survenant progressivement chez un sujet fatigué (enfant ou adolescent).

— Des bouffées de chaleur du visage, qui est alternativement rouge et pâle.

— Une tendance aux épistaxis (saignements de nez).

— Une toux sèche de trachéite, douloureuse, parfois accompagnée de petits crachats sanguinolents.

Donner une dose de FERRUM PHOS. 9 CH, à ne pas renouveler trop souvent (deux fois par jour maximum), jusqu'à amélioration.

Belladona est lui aussi bien connu et il est intéressant dans ce cadre car il correspond aux inflammations débutantes. La douleur d'oreille est ici battante, intense, et le sujet ne supporte aucune stimulation extérieure : bruit, lumière, toucher... La température est élevée et s'accompagne de sueurs abondantes, surtout au visage. Devant ce caractère battant de la douleur, donner BELLADONA 9 CH, 5 granules toutes les heures en espaçant selon amélioration.

Capsicum est un médicament très puissant dont l'action se porte surtout sur la *mastoïde* (relief osseux situé derrière l'oreille). Il correspond à des douleurs de brûlure intense. Donner alors CAPSICUM 5 CH, 5 granules toutes les heures. Espacer les prises selon amélioration.

En pratique, il est courant de donner BELLADONA 9 CH et CAPSICUM 5 CH en alternance toutes les heures (jamais en même temps), pour couvrir la majorité des symptômes communs de l'otite aiguë.

Chamomilla est indiqué dans un contexte de poussée dentaire du nourrisson, qui s'accompagne souvent de douleurs d'oreille. C'est un bon médicament de la douleur en général, que l'on retrouve dans d'autres chapitres de cet ouvrage, à condition qu'elle ait quelques caractéristiques :

— Douleur ressentie plus violemment que ne le voudrait la cause, sur des sujets qualifiés à tort de « douillets » alors qu'ils n'ont qu'un seuil de sensibilité plus élevé que les autres. Notre système sensitif est lui aussi individuel, et certains sujets ressentent pour une même cause une douleur plus grande que les autres. C'est dans ce cas que CHAMOMILLA rendra de grands services.

— Amélioration des symptômes par toute vibration. C'est le cas du nourrisson qu'on prend dans les bras et qu'on berce, mais qui est aussi calmé par des vibrations visuelles (télévision, voyage en voiture) ou auditives (radio, musique).

— Une joue est rouge et chaude, alors que l'autre est pâle et froide, ce qui est assez logique au cours des poussées dentaires.

— Changements de caractère très nets au cours de la poussée douloureuse. Le sujet, habituellement souriant et courtois, devient à cette occasion grognon, coléreux, voire grossier (s'il sait parler).

Dans cette indication, donner CHAMOMILLA 15 CH, 5 granules toutes les 2 heures, jusqu'à cessation des douleurs.

Oscillococcinum, enfin, est plus connu pour son action dans la grippe. Il traite aussi d'autres maladies d'origine virale. Nous l'avons déjà vu dans les rhinites hivernales ; il a aussi son indication dans les otites aiguës d'origine virale, au décours d'une grippe ou d'une rhino-pharyngite. Prendre OSCILLOCOCCINUM, 1 dose matin et soir pendant 3 jours, associée aux remèdes indiqués par les symptômes du malade.

Ainsi traitée, il y a de fortes chances pour qu'une otite congestive évolue favorablement et que l'évolution vers une surinfection soit stoppée. Il sera cependant indispensable de faire examiner les oreilles du malade par votre médecin.

CHAPITRE V

Les affections des yeux

1. Pathologie des yeux

C'est une pathologie difficile, car le diagnostic doit obligatoirement être précis, ce qui est le rôle d'un spécialiste. La médecine familiale ne peut donc que se limiter aux petits problèmes de la vie courante, sans prétendre traiter toutes les affections se rapportant aux yeux.

Nous ne traiterons dans cet ouvrage que des conjonctivites simples, dont les causes sont bien connues, en éliminant d'emblée toutes les maladies au long cours justiciables d'autres thérapeutiques.

2. Les conjonctivites

Elles se définissent comme des lésions inflammatoires des conjonctives, c'est-à-dire de la muqueuse située au pourtour de l'œil et des paupières. L'origine d'une conjonctivite peut être virale, microbienne, allergique ou en relation avec un corps étranger (poussière, pollens...).

Parfois, un surmenage oculaire, soit par lumière trop vive (neige au soleil), soit par de mauvaises conditions d'éclairage (lumière artificielle au néon, écrans vidéo d'ordinateurs, télévision vue trop près...), peut donner également des réactions inflammatoires de l'œil.

Cliniquement, on reconnaît une conjonctivite aux symptômes suivants :

— Rougeur de l'œil qui est due à un afflux sanguin en relation avec l'inflammation.

— Sécrétions plus ou moins abondantes, en particulier aux coins internes des yeux.

— Œdème (gonflement) réactionnel qui fait augmenter de volume le bord de l'œil et les paupières.

— Larmoiement qui peut être irritant comme de l'acide, ou non, et associé à une photophobie (crainte de la lumière).

a) Les gestes à faire

— **Nettoyer les yeux** avec des produits appropriés type DACRYO-SERUM ou encore par des compresses de camomille. Faire attention de ne pas entraîner de surinfection sur cette zone fragile. A défaut, on peut utiliser de l'eau fraîche pour décongestionner ou enlever les particules.

— Porter des **lunettes sombres** tant que dure l'inflammation ou l'exposition à la lumière vive. Essayer de régler votre écran d'ordinateur à la luminosité minimum, ou mettre des filtres. Il existe également des lunettes dans le commerce pour ne pas fatiguer les yeux devant un écran vidéo. Conseiller aux enfants de ne pas regarder la télévision de trop près...

— Penser aux colles de papiers peints, aux odeurs de peinture, de white-spirit qui provoquent souvent des conjonctivites chez les jeunes enfants.

— **Consulter un ophtalmologiste** pour tout problème qui dure plus de quelques jours.

b) Les gestes à ne pas faire

— **Se frotter les yeux**, même s'ils démangent beaucoup, car cela relance l'inflammation et les démangeaisons. Préférer les lavages conseillés plus haut.

— Se mettre **n'importe quelles gouttes** dans les yeux. Il faut se souvenir que les collyres sont des médicaments comme les autres qui peuvent être très dangereux s'ils sont mal utilisés. De plus, leur date de péremption est en général très courte à partir du moment où l'on a ouvert le flacon (de l'ordre d'une quinzaine de jours). Il vaut donc mieux jeter un flacon qui n'est pas totalement utilisé pour ne pas risquer de le reprendre ultérieurement.

— Utiliser des collyres aux antibiotiques ou à la **cortisone** sans l'avis du spécialiste. On peut trouver en pharmacie des collyres bleus inoffensifs, même pour les très jeunes enfants. Demandez conseil à votre pharmacien.

c) Médicaments homéopathiques dans les conjonctivites simples

Dans ces conjonctivites, qui surviennent en général après un coup de froid ou un courant d'air (notamment en voiture), il faudra penser, en fonction de la cause, à :

Aconit : rougeur de l'œil à la suite d'un courant d'air brusque, accompagné de douleurs élançantes, dans un contexte plus général (voir remèdes de *Fièvre*). Prendre ACONIT 5 CH, 5 granules toutes les heures jusqu'à amélioration.

Belladona se retrouve dans un contexte semblable, mais son indication est dictée par la *mydriase*, c'est-à-dire l'agrandissement de la pupille, ce qui rend le sujet particulièrement sensible à la lumière. Les douleurs de l'œil sont battantes et sont accompagnées de maux de tête. Prendre BELLADONA 5 CH, 5 granules toutes les 1/2 heures jusqu'à amélioration.

d) Médicaments homéopathiques dans les conjonctivites allergiques

Elles accompagnent souvent un rhume des foins, mais peuvent être autonomes et signer une allergie à la poussière. Dans ce cas, l'œil est rouge et sujet à des démangeaisons. Les paupières peuvent également être touchées. On pensera à :

Apis qui correspond à une conjonctivite avec le bord des yeux gonflés, de couleur rouge rosée. Les paupières sont également très enflées et le sujet ressent des démangeaisons très vives, à type de brûlure et de piqûre. Tous ces symptômes sont améliorés par le *frais*, que ce soit l'air froid ou l'eau fraîche. Prendre APIS 15 CH, 5 granules toutes les 1/2 heures. Espacer les prises selon amélioration.

Euphrasia (utilisé également dans les rhumes des foins). On constate une rougeur importante de l'œil associée à un écoulement nasal doux. Le bord des paupières est très irrité, ulcéré, et peut être le siège de croûtes jaunes le matin. Les larmes sont brûlantes, comme de l'acide, le sujet craint toute lumière et recherche l'obscurité. Prendre EUPHRASIA 9 CH, 5 granules toutes les 2 heures. Espacer les prises selon amélioration.

En pratique, l'alternance toutes les heures d'APIS 15 CH et d'EUPHRASIA 9 CH est bénéfique et couvre la majorité des modes réactionnels.

e) Médicaments homéopathiques dans les conjonctivites microbiennes

Dans ce cas, l'œil est le siège d'une infection, ce qui est obligatoirement du domaine du spécialiste ophtalmologiste. Le bord des paupières est purulent, avec un écoulement jaune ou verdâtre.

En attendant l'avis du spécialiste, prendre : HEPAR SULFUR 15 CH (5 granules avant les trois repas) + PYROGENIUM 9 CH (5 granules vers 17 heures).

3. Le surmenage oculaire

Il survient, nous l'avons vu, après une exposition à une lumière trop vive (neige au soleil par exemple) ou à de mauvaises conditions d'éclairage : toutes les lumières comportant des vibrations qui fatiguent la vision. La vie moderne nous expose de plus en plus souvent aux lumières au néon, à la télévision, aux écrans d'ordinateur, etc. Il ne s'agit pas à proprement parler d'une pathologie aiguë, mais on ne consulte pas forcément son médecin pour cela. De plus, il n'est pas toujours possible de supprimer la cause. Un médicament homéopathique mérite d'être essayé systématiquement dans cette indication, c'est :

Ruta graveolens qui correspond très précisément à cette pathologie. L'œil est rouge, parfois gonflé, mais sans grande douleur. La fatigue visuelle est importante. Prendre RUTA GRAVEOLENS 5 CH,

5 granules deux à quatre fois par jour en fonction de l'importance des symptômes, et essayer de supprimer la cause...

On n'oubliera pas non plus dans cette indication des médicaments comme APIS ou EUPHRASIA dont les symptômes peuvent aussi être retrouvés.

CHAPITRE VI

Pathologie dentaire

Cette pathologie est assez courante et pose bien des problèmes aux mères de famille. Il n'est pas dans notre intention de remplacer le rôle du chirurgien-dentiste, mais un certain nombre de gestes simples permet d'attendre son intervention.

L'homéopathie rend service avant une extraction dentaire, pour traiter la nervosité ou la peur, prévient les complications hémorragiques, calme en partie les douleurs dentaires, traite les infections. Elle est également utilisée dans les poussées dentaires du nourrisson, les stomatites, les aphtoses...

1. Les gestes à faire

— **Consulter régulièrement votre chirurgien-dentiste,** même si tout va bien, car un certain nombre d'affections de la bouche peuvent passer inaperçues parce que non douloureuses. Quand la douleur se manifeste, il est déjà trop tard. Ces visites préventives, une à deux fois par an, surtout chez les enfants, permettent d'éviter bien des désagréments.

— **Se brosser les dents** plusieurs fois par jour, après chaque repas. La plupart des caries viennent de particules alimentaires qui restent entre les dents et qui forment la fameuse plaque dentaire. On peut utiliser un dentifrice homéopathique, sans menthol, mais cela n'est pas indispensable.

— **Ne pas abuser des sucreries** qui sont source de caries dentaires, surtout chez l'enfant.

— Des **bains de bouche** en cas de stomatite (infection de la bouche) avec le mélange : CALENDULA TM + HYDRASTIS TM + PLANTAGO TM (mélange à parties égales), 1 cuillerée à café dans un verre d'eau tiède. Ce mélange a des propriétés désinfectantes, cicatrisantes et combat la douleur.

— Prendre du **fluor** au coucher (chez les enfants) si votre dentiste vous le conseille. Il n'existe aucune incompatibilité avec un traitement homéopathique.

2. Les médicaments homéopathiques avant une intervention

Les médicaments de *trac* peuvent ici trouver leur utilité (voir chapitre spécial en pathologie nerveuse) chez les sujets particulièrement émotifs, bien que les techniques modernes en chirurgie et en anesthésie dentaires aient pratiquement fait disparaître la douleur. Citons les plus connus :

Gelsemium est indiqué dans le trac par anticipation, quand on appréhende à l'avance un événement inconnu. L'anxiété se manifeste alors par des tremblements, des sueurs, des maux de tête, une envie fréquente d'uriner, parfois des diarrhées. Prendre GELSEMIUM 30 CH, 1 dose la veille de l'intervention.

Ignatia est également indiqué dans le trac, mais qui s'exprime différemment : dans ce cas, le sujet est nerveux, agité, soupire et bâille fréquemment, ressent des spasmes un peu partout (gorge, estomac, côlon...) et exprime ses sentiments (rires ou pleurs) de façon exagérée. Devant un tel comportement, prendre IGNATIA 15 CH, 5 granules matin et soir quelques jours avant l'intervention.

Les médicaments de *douleur* peuvent aussi être pris à titre préventif :

Chamomilla chez les sujets particulièrement sensibles à la douleur, c'est-à-dire ressentie plus fortement que chez la moyenne des sujets. Leur comportement change alors et laisse s'exprimer une irritabilité inhabituelle. Prendre CHAMOMILLA 15 CH, 5 granules trois fois par jour avant et après l'intervention.

Coffea sera indiqué chaque fois que la douleur est accompagnée d'une nervosité extrême avec difficultés à s'endormir. Les douleurs sont également ressenties très vivement et sont améliorées par le contact avec de l'eau froide. Prendre dans ce cas COFFEA 15 CH, 5 granules trois à quatre fois par jour, à titre préventif et curatif.

Certaines douleurs dues à des caries sont nettement aggravées par le contact avec le sucre, donc avec les granules. Prendre dans ce cas le médicament en gouttes, à raison de 10 gouttes pour 5 granules.

3. Les médicaments homéopathiques contre les hémorragies

L'homéopathie a un rôle très efficace dans le traitement et la prévention des hémorragies de toutes localisations. En pathologie dentaire, il faudra penser à :

Arnica, de prescription quasi systématique, avant et après une intervention. On pourra en prendre 1 dose en 15 CH la veille de l'extraction, et en granules en 9 CH trois fois par jour après l'intervention.

Ce médicament a un très bon effet dans les hémorragies et les douleurs.

Phosphorus a également un rôle préventif très intéressant dans les hémorragies de sang rouge, quel que soit le sujet. Prendre PHOSPHORUS 15 CH, 1 dose le matin de l'intervention.

China est indiqué dans les hémorragies de sang noir qui persistent longtemps après l'extraction, et dont l'abondance finit par fatiguer le sujet. Dans ce cas, prendre CHINA 9 CH (5 granules toutes les 2 heures) en alternance avec ARNICA 9 CH. Espacer les prises selon amélioration.

4. Les médicaments homéopathiques contre la douleur

Nous venons de voir ARNICA, CHAMOMILLA et COFFEA, qui sont utiles pour traiter les douleurs après extraction. Dans certains cas, il faudra penser aussi à :

Hypericum qui correspond aux lésions de filets nerveux, et dont les douleurs sont en éclair, comme des décharges électriques le long du trajet nerveux. A l'inverse, il peut y avoir une zone d'anesthésie sur la joue selon le territoire du nerf qui a été lésé. Pour accélérer la récupération, prendre HYPERICUM 15 ou 30 CH, 5 granules toutes les 2 heures, en espaçant progressivement selon amélioration.

5. Les médicaments homéopathiques contre les infections

Les stomatites, les pyorrhées alvéolo-dentaires (infections du collet de la dent), les gingivites, les abcès peuvent être du domaine de l'homéopathie, surtout quand il s'agit d'un problème chronique que les antibiotiques n'arrivent pas à résoudre. Bien entendu, si votre dentiste vous prescrit des antibiotiques, il faudra les prendre car ils constituent une protection destinée à empêcher la diffusion de l'infection. Les abcès de la bouche se reconnaissent à des sécrétions purulentes qui donnent un mauvais goût dans la bouche, et surtout une haleine très désagréable pour l'entourage. Le brossage régulier des dents est indispensable ; on pourra prendre en plus :

Hepar sulfur qui est un médicament homéopathique indiqué dans tous les phénomènes de suppuration quelles que soient leurs localisations. Les sécrétions sont ici purulentes, de mauvaise odeur, facilement sanguinolentes. Les douleurs sont très vives et aggravées par la mastication et le froid sous toutes ses formes. Prendre HEPAR SULFUR 15 CH, 5 granules avant les repas. Espacer les prises selon amélioration.

Pyrogenium est associé à HEPAR SULFUR dans les suppurations, pour potentialiser son effet. Prendre PYROGENIUM 9 CH, 5 granules une fois par jour.

Mercurius solubilis a déjà été vu au chapitre *Angines*. C'est également un remède de stomatite avec sécrétions visqueuses associées à une langue particulière : épaisse, chargée, gonflée et gardant sur le pourtour l'empreinte des dents. La salivation est très abondante, ce qui n'empêche pas la soif. Un certain nombre de signes généraux peuvent également se voir : température élevée, frissons, sueurs, courbatures, tendances aux diarrhées... Prendre MERCURIUS SOLUBILIS 9 ou 15 CH, 5 granules trois fois par jour. Espacer les prises selon amélioration.

Hekla lava est un excellent remède d'ostéite et de pyorrhée alvéolo-dentaire, quand l'infection correspond à un abcès du collet. Prendre HEKLA LAVA 5 CH, 5 granules trois fois par jour jusqu'à disparition des symptômes.

6. Les poussées dentaires du nourrisson

Elles ne constituent pas une pathologie à proprement parler, car il est normal que les poussées dentaires soient douloureuses. Cependant, leur retentissement sur la nervosité du nourrisson font penser à :

Chamomilla, bien connu de la plupart des mères de familles, et donné presque systématiquement dans cette indication. Il faut savoir que ce médicament traite la douleur de la poussée dentaire avec son cortège de symptômes (cris, caractère grognon, hypersensibilité...), mais également toutes les manifestations à distance qui accompagnent la poussée (douleurs d'oreille, bronchite dentaire, diarrhées, fesses rouges, etc.). On y pensera surtout si une joue est rouge et chaude alors que l'autre est pâle et froide, et si le nourrisson est calmé en étant bercé (ou par toute autre vibration : radio, télévision, voyage en voiture...). Donner CHAMOMILLA 15 CH, 5 granules toutes les 2 heures jusqu'à amélioration de l'ensemble des signes.

Cependant, CHAMOMILLA n'est pas le seul médicament des poussées dentaires, et il faudra vérifier éventuellement les signes de MERCURIUS SOLUBILIS, de BELLADONA qui sont détaillés plus haut.

7. Les médicaments homéopathiques dans les aphtes

Cette pathologie virale volontiers répétitive, un peu comme l'herpès, peut être très gênante par les douleurs qu'elle entraîne, notamment chez les enfants et les nourrissons. Elle se manifeste cliniquement par des lésions de l'intérieur des joues ou des lèvres qui sont creusées, rouges et recouvertes d'une pellicule blanc jaunâtre. Ces lésions provoquent des douleurs de brûlure aggravées par l'alimentation, en particulier les aliments acides (citron, vinaigre) ou salés. Dans ce cas, on pensera à :

Borax dont les lésions expérimentales sont semblables à celles des aphtes, et dont les douleurs sont telles que le nourrisson ne peut téter et refuse le sein. Les localisations les plus fréquentes sont derrière la lèvre inférieure, au contact des gencives, parfois au palais. Ces sujets sont facilement sensibles au bruit qui les fait sursauter. Donner BORAX 5 CH, 5 granules toutes les 3 heures en espaçant progressivement selon amélioration, ou faire dissoudre une quinzaine de granules dans un biberon de 30 cc d'eau minérale non gazeuse, et en faire boire quelques gorgées plusieurs fois par jour.

Mercurius cyanatus est indiqué si les lésions sont recouvertes de fausses membranes grisâtres et accompagnées de la « langue Mercurius » (épaisse, chargée, gardant l'empreinte des dents...). Prendre MERCURIUS CYANATUS 9 CH, 5 granules trois fois par jour en espaçant selon amélioration.

Hydrastis est un appoint non négligeable aux deux précédents médicaments. La langue ressemble à celle de Mercurius, les lésions sont granuleuses et peu douloureuses. Il existe parallèlement des sécrétions épaisses, visqueuses du nez et du cavum. Ce remède est souvent utilisé en bains de bouche : HYDRASTIS TM, 1 cuillère à café dans un verre d'eau bouillie, à laisser le plus longtemps possible dans la bouche avant de le recracher.

CHAPITRE VII

Appareil respiratoire

1. Enrouements et aphonies

a) Description et clinique

Ce sont souvent, en pathologie courante, des affections rapidement réversibles grâce aux médicaments homéopathiques. On leur reconnaît deux grandes causes : le coup de froid et les suites d'efforts vocaux.

Elles se manifestent en pratique par une laryngite ou une laryngo-trachéite. Dans la laryngite, le patient se plaint de douleurs de gorge aggravées en parlant, associées à une toux caractéristique améliorée par les applications chaudes et le repos vocal. Les enfants nerveux sont plus souvent sujets que les autres à ces manifestations.

Dans la laryngo-trachéite, les douleurs touchent à la fois la gorge et la trachée, et la toux est différente. Le malade se plaint de douleurs rétrosternales aggravées ou déclenchées par la toux.

L'enrouement est souvent commun à ces deux affections, pouvant aller jusqu'à l'aphonie complète si les efforts vocaux persistent. Nous ne parlerons pas ici de la laryngite striduleuse qui est une urgence de la compétence du médecin.

b) Les gestes à faire

— Le **repos vocal** est indispensable pour une guérison rapide.

— Les **applications chaudes sur la gorge** (compresse, serviette ou gant de toilette) permettent de diminuer les douleurs et de faire évoluer la toux, qui devient alors grasse et non douloureuse. Une atmosphère humide (vapeur d'eau, humidificateurs de radiateurs) est un bon complément.

— Des **gargarismes** avec un mélange à parties égales de CALENDULA TM + PHYTOLACCA TM : 1 cuillère à café pour 1/2 verre d'eau tiède.

c) Les gestes à ne pas faire

Prendre systématiquement des collutoires antibiotiques ou anti-inflammatoires qui n'ont que peu d'effet.

d) Les médicaments homéopathiques

Arum triphyllum correspond à un enrouement associé à une gorge rouge et douloureuse, un timbre de voix variant constamment, tantôt clair, tantôt voilé. Les lèvres sont facilement sèches. Prendre ARUM TRIPHYLLUM 5 CH, 5 granules toutes les heures. Espacer les prises selon amélioration.

Spongia est le médicament des toux rauques et douloureuses de laryngite avec sensation de muqueuse à vif. Ces manifestations surviennent souvent après un coup de froid brutal. Prendre SPONGIA 5 CH, 5 granules toutes les heures. Espacer les prises selon amélioration.

Belladona est un médicament d'inflammation au début. Dans ce cas, le malade se plaint d'une sensation de serrement de la gorge, de douleurs en avalant et en toussant. Prendre BELLADONA 5 CH, 5 granules toutes les heures. Espacer les prises selon amélioration. Si ce tableau est complété par de la fièvre, des sueurs du visage, des maux de tête, une intolérance à la lumière et au bruit... prendre BELLADONA 9 CH au même rythme.

Bryonia correspond aux toux sèches et douloureuses de trachéite déclenchées par le moindre mouvement et améliorées par le repos. Le malade a très soif. Prendre BRYONIA 5 CH, 5 granules toutes les heures.

En cas de fièvre surajoutée, avec transpiration abondante, prendre BRYONIA 9 CH au même rythme.

Arnica est utile dans les suites d'efforts vocaux (orateurs, chanteurs...) avec sensation de meurtrissure de la gorge. Prendre ARNICA 9 CH, 5 granules trois fois par jour.

— Dans un *enrouement simple* à la suite d'un coup de froid, il est efficace d'alterner par exemple toutes les heures : 5 granules d'ARUM TRIPHYLLUM 5 CH et 5 granules de SPONGIA 5 CH. Espacer les prises selon amélioration.

— Dans une *laryngite simple,* prendre en alternance toutes les heures au début : 5 granules de BELLADONA 5 CH et 5 granules de SPONGIA 5 CH. Espacer les prises selon amélioration.

2. La toux

a) Description et clinique

La toux n'est pas une maladie en soi, mais un symptôme traduisant une atteinte des voies aériennes. C'est aussi un moyen réflexe d'expulsion, qu'il ne faut pas chercher à supprimer trop tôt. Ce symptôme est évocateur d'atteintes de gravité variable de l'arbre respiratoire pour lesquelles un diagnostic précis est indispensable si l'on veut traiter efficacement la cause. On distingue, pour simplifier les choses, trois types de toux :

— Les **toux sèches,** encore appelées « toux d'irritation », correspondent le plus souvent à des trachéites. Elles peuvent également signer un processus allergique ou un problème vermineux chez l'enfant, ou s'inclure dans un contexte grippal.

— Les **toux rauques** inquiètent souvent les mères de famille par leur côté spectaculaire. Elles sont pourtant rarement graves et correspondent, dans la plupart des cas, à des laryngites, des laryngo-trachéites, allergiques ou non.

— Les **toux grasses** ou productives ramènent des crachats d'aspect et de consistance variés et d'origines multiples : bronchites, rhinopharyngites traînantes, asthme, sinusite chronique...

Toutes ces toux ne doivent jamais durer trop longtemps sans que soit établi un diagnostic précis par votre médecin. En attendant son avis, on peut essayer un certain nombre de médicaments homéopathiques :

b) Les médicaments homéopathiques

TOUX SÈCHES :

Sticta pulmonaria est un médicament de toux sèche avec le nez bouché et une sensation de pesanteur à la racine du nez. Une perte de l'odorat est souvent associée, ainsi que des éternuements. Prendre STICTA PULMONARIA 5 CH, 5 granules toutes les heures. Espacer les prises selon amélioration.

Rumex crispus correspond aux toux sèches aggravées ou déclenchées en inspirant de l'air froid, avec sensation de chatouillement laryngé. Le malade a tendance spontanément à se recouvrir la bouche avec une écharpe, un mouchoir, ou ses couvertures. Prendre RUMEX CRISPUS 5 CH, 5 granules toutes les heures.

Drosera a déjà été cité dans la coqueluche. Il correspond aux quintes nocturnes incessantes, avec douleur thoracique et nausées. Prendre DROSERA 9 CH, 5 granules au coucher.

Bryonia est un médicament non seulement de trachéite, mais aussi de toux sèche en général. Il lui est souvent associé une soif intense et des sueurs abondantes. La toux est améliorée par le repos. Prendre BRYONIA 5 CH, 5 granules quatre fois par jour.

TOUX RAUQUES :

Spongia est souvent utilisé dans les toux rauques de laryngite avec sécheresse de la muqueuse du nez et du larynx, enrouement et suffocation. Prendre SPONGIA 5 CH, 5 granules toutes les heures. Espacer les prises selon amélioration.

Hepar sulfur est prescrit systématiquement dans les laryngites faisant suite à des coups de froid vifs chez les sujets frileux et améliorés par la chaleur locale. Prendre HEPAR SULFUR 15 CH, 5 granules toutes les six heures pendant trois jours.

TOUX GRASSES :

Coccus cacti est indiqué dans les toux avec vomissements de glaires survenant surtout le matin au réveil. Le plus souvent, ces mucosités issues de l'arrière-gorge se sont accumulées dans la nuit et sont rejetées le matin avec les efforts de toux. Prendre COCCUS CACTI 15 CH, 5 granules au coucher et au réveil.

Ipeca correspond à une grande accumulation de mucus dans les bronches, responsable d'étouffement et accompagnée de nausées permanentes avec hypersalivation. La langue est en général propre ou peu chargée, le malade n'a pas soif. Prendre IPECA 9 CH, 5 granules quatre fois par jour. Espacer les prises selon amélioration.

Chez l'enfant, en cas de *bronchite asthmatiforme,* on peut essayer d'alterner toutes les 10 minutes : 5 granules de BLATTA ORIENTALIS 5 CH + 5 granules d'IPECA 5 CH + 5 granules d'ANTIMONIUM TARTARICUM 5 CH. Espacer progressivement les prises selon amélioration.

Tous ces médicaments traitent des affections simples et rapidement réversibles. Nous avons volontairement éliminé le traitement des bronchites, des broncho-pneumopathies, ou toute autre affection grave nécessitant l'intervention de votre médecin.

CHAPITRE VIII

L'appareil digestif

1. Les gastro-entérites

a) Description

La plupart des troubles digestifs aigus se manifestent le plus souvent par des nausées (avec ou sans vomissements) et des diarrhées d'importance variable. L'ensemble de ces symptômes digestifs correspond au terme de *gastro-entérite.*

Il existe différentes causes de gastro-entérite et il est important, si l'on veut se traiter efficacement, de bien savoir les distinguer. Nous verrons successivement les gastro-entérites dues aux écarts de régime, aux coups de froid, aux émotions, aux infections et intoxications alimentaires, aux poussées dentaires chez le nourrisson.

b) Les écarts de régime

Ils sont essentiellement représentés par les excès de table (alimentation trop riche, trop abondante, ou excès de boissons alcoolisées). L'homéopathie a un rôle efficace dans la prévention des troubles digestifs dus aux écarts de régime. Les médicaments permettent de limiter les conséquences digestives, désagréables par leur intensité et leur durée.

Les gestes à faire : il est bon d'observer une diète de 24 heures après tout excès alimentaire. On se contente de boissons chaudes ou froides selon les désirs du moment (eau, tisane, jus d'orange ou de citron...).

c) Les médicaments homéopathiques

Nux vomica est le médicament correspondant surtout aux excès d'alcool qui se manifestent chez le malade par des nausées avec remontées acides, voire même vomissements qui soulagent. Prendre NUX VOMICA 9 CH, 5 granules au moment des nausées.

Il est possible de prendre ce médicament à *titre préventif* avant tout repas copieux et arrosé. Il permet de mieux digérer, diminue les sensations d'ébriété et évite la classique « gueule de bois » du lendemain. Prendre NUX VOMICA 9 CH, 1 dose 1 heure avant le repas et, si besoin, 1 autre dose 1 heure après le repas.

Antimonium crudum est utile chez les sujets mangeant trop et trop vite. Ils ont alors une sensation de plénitude avec éructations ayant le goût des aliments ingérés. La langue est souvent chargée et recouverte d'un enduit blanc crayeux. Le patient a des nausées suivies de vomissements contenant des débris alimentaires non digérés. Les selles sont mi-solides, mi-liquides. Prendre ANTIMONIUM CRUDUM 9 CH, 5 granules quatre fois par jour.

Ipeca est pris chaque fois que le patient présente des nausées avec vomissements qui ne soulagent pas. La langue est ici propre ou peu chargée, la salivation abondante et le malade n'a pas soif. Les selles sont souvent fermentées et parfois sanguinolentes. Prendre IPECA 7 CH, 5 granules au moment des nausées.

d) Les coups de froid

Ils sont responsables de manifestations digestives encore appelées « grippe intestinale ». Les formes cliniques sont très variables, mais à chacune d'entre elles peut correspondre un médicament homéopathique. Pour choisir le bon, il suffit de bien observer les symptômes qui dominent le tableau clinique du moment.

1. La diarrhée est au premier plan ; on peut choisir entre :

Podophyllum correspond à une *diarrhée abondante* précédée de *douleurs* et de bruits intestinaux appelés *borborygmes*. Les selles sont expulsées violemment et sont suivies de *ténesme* (tension douloureuse et brûlures anales avec besoin constant d'aller à la selle) et de *faiblesse*. Le malade a moins mal s'il se couche sur le ventre et est amélioré par la chaleur. Prendre PODOPHYLLUM 15 CH, 5 granules après chaque selle liquide.

Colocynthis : le patient présente ici une diarrhée avec douleurs aiguës à début et fin brusques, améliorées en se pliant en deux ou en s'appuyant fortement sur le ventre. Prendre COLOCYNTHIS 7 CH, 5 granules au moment des douleurs.

China est prescrit si la diarrhée est *indolore* et accompagnée d'une distension de tout l'abdomen. De plus, tout ce que mange le patient a un goût amer. Prendre CHINA 9 CH, 5 granules au rythme des selles.

2. La fièvre accompagne la diarrhée : il existe des formes de grippe intestinale avec fièvre, et l'on peut alors choisir entre deux médicaments :

Aconitum napellus : après un refroidissement brutal, le malade présente une *diarrhée* et une *fièvre* d'installation rapide. Le malade *ne transpire pas,* est *agité* et a une *soif vive.* Prendre ACONIT 9 CH, 5 granules toutes les heures. Son indication cesse dès l'apparition de sueurs.

Dulcamara : après un refroidissement par temps humide (brouillard, pluie), le patient présente une fièvre moins importante avec des frissons et une diarrhée très liquide. Les douleurs sont situées autour du nombril et améliorées par les gaz. Prendre DULCAMARA 9 CH, 5 granules toutes les heures. Espacer les prises selon amélioration.

e) Les émotions

Tous les individus ne réagissent pas de la même façon à une émotion. Chacun, en fonction de sa sensibilité propre, développe un ensemble de symptômes correspondant à son mode réactionnel (cf. chapitre *Trac*). Il existe deux médicaments homéopathiques aux troubles digestifs induits par le stress :

Gelsemium correspond à un sujet obnubilé (obscurcissement de la conscience), paralysé par la peur et qui peut présenter des tremblements. Il se plaint également de maux de tête et de troubles de la vue. Tous ces signes s'accompagnent de tendances diarrhéiques avec fatigue musculaire généralisée.

Une fois la situation de stress passée, le patient peut présenter une polyurie (émission d'urine en quantité abondante). Prendre GELSEMIUM 30 CH, 1 dose 1 heure avant toute épreuve stressante.

Argentum nitricum est indiqué chez des sujets nerveux et agités, voulant tout faire trop vite. Face à un stress, ces sujets réagissent par des symptômes digestifs : éructations, diarrhées... Prendre ARGENTUM NITRICUM 15 CH, 1 dose 1 heure avant l'épreuve.

f) Infections et toxi-infections alimentaires

Une *infection alimentaire* correspond à l'envahissement de l'organisme par un microbe souillant les aliments.

Une *toxi-infection alimentaire* correspond à l'action exercée sur l'organisme par les poisons solubles (toxines) que sécrètent les microbes.

Les manifestations digestives dues à ces infections ou toxi-infections alimentaires sont d'importance variable en fonction du degré d'atteinte de l'organisme. Vous n'hésiterez pas à faire appel à votre médecin si les troubles ne régressent pas rapidement. Il existe deux médicaments homéopathiques efficaces pour ces affections :

Arsenicum album est de prescription quasi systématique dans les intoxications alimentaires par aliments avariés (poissons, viandes, coquillages souillés, eau polluée...). Le sujet présente des vomissements et des diarrhées brûlants et irritants. Il est amélioré par la chaleur sous toutes ses formes (boissons ou aliments, chaleur locale...). Il est affaibli et l'intensité des symptômes est responsable d'une grande anxiété. Souvent, la fièvre complète le tableau et l'ensemble des troubles est aggravé la nuit entre 1 heure et 3 heures du matin. Prendre ARSENICUM ALBUM 9 CH, 5 granules toutes les 2 heures. Espacer les prises selon amélioration.

Mercurius solubilis : le malade présente ici des diarrhées verdâtres, parfois sanguinolentes, mais aussi des signes caractéristiques de ce médicament au niveau de la bouche : la salive est abondante, la langue épaisse garde l'empreinte des dents sur ses bords latéraux, elle est recouverte d'un enduit blanc jaunâtre, l'haleine est fétide. D'autre part, le patient a une fièvre élevée et stable avec des frissons à fleur de peau et des sueurs nocturnes qui ne soulagent pas. Prendre MERCURIUS SOLUBILIS 9 CH, 5 granules trois fois par jour.

g) Poussées dentaires du nourrisson

Elles se manifestent par de la fièvre, accompagnée parfois de signes respiratoires (bronchite dentaire), d'otite, d'hypersalivation avec inflammation des gencives. Elles peuvent aussi entraîner des diarrhées avec érythème fessier. Deux médicaments homéopathiques rendent service dans ces troubles digestifs :

Chamomilla est le médicament le plus souvent indiqué dans les poussées dentaires puisqu'il correspond à l'ensemble des symptômes. De plus, l'enfant est irritable et capricieux et présente souvent une joue plus rouge que l'autre. Prendre CHAMOMILLA 9 CH, 5 granules au moment des poussées.

Rheum officinale est plus indiqué lorsque la diarrhée est la seule manifestation de la poussée dentaire. Tout au plus peut-on observer des sueurs d'odeur aigre malgré une bonne hygiène. Prendre RHEUM 7 CH, 5 granules quatre fois par jour.

2. La crise d'acétone de l'enfant

a) Description

Elle est due à des écarts de régime (alimentation trop grasse) ou à des efforts physiques trop intenses. Elle se manifeste surtout chez les enfants nerveux, plutôt maigres. Ils sont plus facilement attirés par des aliments gras, salés, épicés (charcuterie, condiments...) que par les sucreries (à l'exception du chocolat).

Citons le rôle favorisant des parasites intestinaux (oxyures) et des épisodes de température dus à des maladies infectieuses.

La crise d'acétone se manifeste par des vomissements, une fièvre modérée et une haleine très particulière rappelant l'odeur de pomme reinette ou celle du dissolvant pour vernis à ongles. L'enfant se plaint en outre de douleurs abdominales et présente des cernes sous les yeux.

b) Les gestes à faire

Pallier les carences, c'est-à-dire apporter à l'enfant ce qui lui manque :

— de l'eau et du sel pour compenser les pertes dues aux vomissements ;

— du sucre, puisque sa carence est responsable de la crise d'acétone.

Supprimer pendant 4 à 5 jours les graisses et les viandes ainsi que le lait. Donner par exemple de l'eau sucrée, des bouillons de légumes salés, des biscottes avec de la confiture, de la compote ou de la pâte de coings. Éviter le beurre.

c) Les gestes à ne pas faire

— Donner trop de laitages ou trop d'aliments gras à l'enfant.

— Purger systématiquement l'enfant, les vermifuges étant parfois mal supportés par le foie. Nous avons vu, d'autre part, que les parasites intestinaux ne sont pas les seuls responsables de la crise d'acétone.

d) Les médicaments homéopathiques

Ils complètent utilement les règles diététiques.

Senna provoque expérimentalement des troubles digestifs parfaitement semblables à ceux observés au cours des crises d'acétone : odeur aromatique de l'haleine, nausées et vomissements, douleurs abdominales avec fatigue et pâleur de la face. Prendre SENNA 4 CH, 5 granules toutes les deux heures. Espacer les prises selon amélioration.

Lycopodium est souvent pris en alternance avec SENNA. Il correspond aux enfants maigres au teint jaunâtre, enclins aux troubles digestifs (ballonnements douloureux, bruits intestinaux) et qui supportent mal les œufs, le chocolat et les féculents qui n'arrangent pas leurs flatulences. Prendre LYCOPODIUM 7 CH, 5 granules trois fois par jour.

On peut prendre en alternance toutes les heures : 5 granules de SENNA 4 CH + 5 granules de LYCOPODIUM 7 CH. Espacer les prises selon amélioration.

Ipeca est utile lorsque les vomissements sont abondants, la langue peu ou pas chargée, une salivation abondante et une absence de soif. Prendre IPECA 7 CH, 5 granules au moment des nausées.

CHAPITRE IX

L'appareil urinaire

1. Les cystites

a) Description et clinique

Les cystites sont des inflammations de la vessie en rapport avec une infection. Le diagnostic de cystite repose obligatoirement sur trois signes : douleur de vessie, envies d'uriner très fréquentes et présence de pus dans les urines.

— Les **douleurs** sont en général à type de brûlures, localisées au bas-ventre et suivent le trajet de l'urètre. Elles peuvent être continues ou rythmées par les mictions (action d'uriner), soit avant, soit pendant, soit après, soit tout le temps. Elles sont souvent accompagnées de crampes douloureuses du bas-ventre. Ces douleurs sont utiles, car elles servent de signal d'alarme et indiquent la présence anormale d'un germe dans les urines.

— Les **envies fréquentes d'uriner** sont constantes en cas de cystite. Elles sont redoutées par le patient car accompagnées de brûlures. Elles se manifestent également la nuit.

— La présence de **pus dans les urines** permet de faire la différence avec les douleurs de vessie sans infection, qui sont d'autres origines. Ce pus est souvent visible et trouble les urines qui sont floconneuses, de mauvaise odeur. La présence de sang dans les urines est fréquente et n'est pas forcément un indice de gravité. Elle se manifeste soit sous forme d'urines franchement rouges, soit de couleur orangée.

— Des **signes généraux** sont eux aussi très souvent présents : malaise général, fièvre inexpliquée, frissons, parfois courbatures qui précèdent les signes urinaires. Penser toujours à rechercher une infection urinaire chez un nourrisson ou un enfant qui présente une fièvre sans cause apparente.

Ce diagnostic clinique sera confirmé par une analyse d'urines en laboratoire, à la recherche du nombre de germes, de sa nature, de la présence éventuelle d'albumine, etc. En cas de cystites à répétition, on en cherche la cause par des examens plus spécialisés : radiographies des reins pour rechercher une éventuelle malformation, présence de calculs... qui sont du domaine de votre médecin. Il faut savoir que l'homéopathie est active dans les cystites à répétition, pathologie de terrain par excellence.

b) Les gestes à faire

— **Boire abondamment.** Beaucoup de gens s'imaginent que le fait de boire beaucoup les fait uriner plus souvent et augmente les douleurs. En réalité, c'est le contraire qui se passe, et le fait d'avoir des urines abondantes rend leur émission beaucoup moins douloureuse. Une quantité de 2 litres par jour semble être un minimum.

— Boire en abondance des **boissons acides** (jus de citron, d'orange, de pamplemousse...). C'est déjà une action thérapeutique, car les germes urinaires ne peuvent se multiplier en milieu acide. Là encore, on s'imagine à tort que le fait d'avoir des urines acides va les rendre plus douloureuses. Les traitements classiques comportent toujours des antibiotiques ou antiseptiques urinaires associés à des acidifiants médicamenteux (ACTIPHOS, PHOSOVEOL...).

— **Consulter votre médecin** à chaque infection, car lui seul peut vous prescrire un traitement efficace et demander les examens de laboratoire indispensables. Une infection urinaire mal soignée récidive toujours et peut entraîner une pathologie chronique beaucoup plus délicate et plus longue à soigner.

c) Les gestes à ne pas faire

Prendre tout de suite des **médicaments à l'aveugle,** sous prétexte qu'ils vous ont amélioré la dernière crise (*Rufol, bleu de méthylène,* etc.), pour plusieurs raisons :

— L'analyse d'urine, indispensable, n'aura plus aucune valeur si vous la faites faire en prenant des médicaments classiques.

— Ce n'est pas forcément le même germe que la dernière fois qui est en cause, et rien ne prouve que votre traitement sera efficace cette fois. Or, il faut un minimum de temps (quelques jours) pour s'en rendre compte.

— Un traitement classique désinfectant urinaire doit être pris au minimum pendant 10 jours. Un fond de boîte pris pendant 2 ou 3 jours vous entraînera à coup sûr une récidive quelques jours après.

d) Les médicaments homéopathiques

Ils sont destinés à vous permettre d'attendre la consultation de votre médecin et de commencer à mettre en jeu vos défenses naturelles. Le principe de similitude appliqué aux cystites indique un certain nombre de médicaments, dont les plus courants sont :

Cantharis correspond à des douleurs très violentes de la loge rénale irradiées vers la vessie et l'urètre. Le malade ressent des sensations de brûlure intense avant, pendant et après chaque miction, et ses douleurs cuisantes sont accompagnées de crampes du bas-ventre. Les urines sont rares, troubles, foncées, parfois sanguinolentes. Un gonflement de l'urètre peut même parfois s'observer. Outre des boissons abondantes, prendre CANTHARIS 9 CH, 5 granules toutes les heures. Espacer les prises selon amélioration.

Mercurius corrosivus a aussi une action sur l'arbre urinaire. Les urines sont souvent hémorragiques, très douloureuses, avec présence d'un pus abondant. Les crampes de la vessie sont encore plus importantes qu'avec CANTHARIS. Prendre MERCURIUS CORROSIVUS 9 CH, 5 granules toutes les 2 heures, en espaçant selon amélioration.

En pratique quotidienne, il est courant d'alterner ces deux médicaments pour couvrir la plus grande partie des modes réactionnels possibles. On prend alors CANTHARIS 9 CH et MERCURIUS CORROSIVUS 9 CH, 5 granules en alternance toutes les heures (ne pas les mélanger). Cela permet d'attendre l'analyse d'urines en améliorant nettement le confort, sans pour autant en perturber les résultats.

Sérum anticolibacillaire : il s'agit d'une préparation présentée en ampoule et en dilution 3 DH (3e décimale). Elle a une bonne action sur les infections urinaires, en aigu comme en chronique. On en prend une ampoule avant chaque repas dans très peu d'eau minérale, à laisser le plus longtemps possible dans la bouche avant d'avaler.

Staphysagria est un médicament à part, indiqué dans les cystites « traumatiques ». On entend par là les cystites qui surviennent par exemple après le premier rapport sexuel (« cystite de la jeune mariée »...) ou même qui sont en relation avec l'acte sexuel par la suite. Cette notion de traumatisme s'étend également à toutes les cystites après sondage chirurgical, dans lesquelles on ne retrouve pas forcément de germes à l'analyse. Dans ces cas, prendre STAPHYSAGRIA 9 CH, 5 granules toutes les 3 heures. Espacer les prises selon amélioration.

2. Les coliques néphrétiques

Les coliques néphrétiques correspondent à la migration d'un calcul dans le canal de l'uretère (entre le rein et la vessie). Ce calcul se bloque dans le canal, ce qui provoque des spasmes, une distension d'une partie du rein et des douleurs très intenses. Cette affection est une urgence médicale qui est obligatoirement du domaine du médecin. Cependant, on peut essayer de calmer soi-même les douleurs en l'attendant.

a) Comment reconnaître une colique néphrétique ?

La crise aiguë survient généralement à la suite de secousses, d'un effort physique ou d'une déshydratation en été. Un long voyage en voiture est souvent à l'origine de la migration du calcul. Parfois, la crise est précédée d'une sensation de poids dans les reins, ou de besoins d'uriner plus fréquents que d'habitude. Mais le plus souvent, le début est brutal avec une douleur lombaire intense. Cette douleur se propage dans le bas-ventre, le long du trajet de l'uretère, vers la vessie, les organes génitaux et les cuisses, à type de crampe et de brûlure. Elle est accompagnée de signes généraux (agitation et anxiété, sueurs, vomissements liés à une paralysie intestinale réflexe) et de signes urinaires plus discrets (douleur en urinant, faux besoins). La durée est variable, de quelques heures à quelques jours. La fin de la crise s'accompagne d'une grande sensation de bien-être.

Il ne faut pas confondre une telle crise avec une appendicite aiguë, des douleurs gynécologiques, un lumbago aigu, un problème vésiculaire...

Il n'est pas question dans cet ouvrage de vouloir remplacer le rôle du médecin, qui est indispensable pour le diagnostic exact et le traitement. En effet, il peut être nécessaire de traiter la crise avec des antispasmodiques et des anti-inflammatoires classiques. De plus, il est également nécessaire de faire un bilan urologique complet avec analyse d'urines (recherche de cristaux), radiographie des reins (appelée urographie intraveineuse ou U.I.V.) et bilan général pour retrouver la cause du calcul. Cependant, on constate que les coliques néphrétiques surviennent sur des terrains particuliers, souvent familiaux, et qu'elles peuvent revenir plusieurs fois. C'est pourquoi nous indiquons ici quelques moyens à pratiquer dès le début de la crise, qui est toujours reconnue par les gens qui en ont déjà eue, et en attendant le médecin.

b) Les gestes à faire

— Le **repos** en position couchée est la première chose à faire. Éviter tout transport en voiture qui aggrave les choses.

— Des **bains chauds** ou, à défaut, des lavements chauds, des pansements de la région lombaire chauds ont un bon effet contre les douleurs et permettent de calmer et de détendre le malade.

c) Les gestes à ne pas faire

— **Boire quoi que ce soit,** car le rein continue son travail de filtration mais l'urine ne peut plus s'écouler du fait de l'obstacle. Il en résulte un danger d'hyperpression dans le rein qui risque de gonfler, même si l'autre rein compense de son côté. Bien entendu, cette restriction des boissons ne s'impose qu'au cours de la crise de colique néphrétique, car il est conseillé au contraire à tous ceux qui ont tendance à fabriquer des calculs de boire abondamment entre les crises, pour réduire le risque de précipitation des cristaux. La nature de ces boissons varie en fonction de la nature chimique du calcul qui est déterminée par l'analyse d'urine (si on retrouve les cristaux).

— Une **vessie de glace** sur le ventre, qui a tendance à aggraver les choses et à provoquer des spasmes réflexes.

d) Les médicaments homéopathiques

Ils sont destinés à soulager la douleur comme les médicaments classiques ; c'est pourquoi il sera bon, si l'on fait des crises fréquentes, de les avoir sous la main.

Calcarea carbonica est de prescription systématique dans les coliques néphrétiques. Il a un double rôle, à la fois chronique comme médicament de fond des terrains lithiasiques (qui fabriquent des calculs, ou lithiases), et comme remède antispasmodique dans les crises. On le prend en 30 CH, 5 granules tous les 1/4 d'heure, en alternance avec l'un des remèdes suivants.

Dans le cas où votre médecin vous prescrit un traitement classique, il est bon de toute façon de prendre en association CALCAREA CARBONICA 30 CH, 1 dose toutes les 6 heures.

Belladona sera indiqué sur la notion de *spasme douloureux* et localisé à un point précis, associé à une inflammation importante. Le sujet est dans ce cas hypersensible à toutes les stimulations extérieures (lumière, bruit mais surtout toucher) et ne supporte pas la moindre secousse. La fièvre n'est pas indispensable dans ce tableau. Prendre BELLADONA 5 CH, 5 granules tous les 1/4 d'heure, en alternance avec CALCAREA CARBONICA.

Colocynthis est le médicament des spasmes viscéraux douloureux qui sont améliorés si le sujet se plie en deux ou appuie fortement sur la partie sensible. Le début et la fin des douleurs sont brusques, la chaleur locale les améliore. Prendre COLOCYNTHIS 9 CH, 5 granules tous les 1/4 d'heure, en alternance avec CALCAREA CARBONICA. Espacer les prises selon amélioration.

Dioscorea villosa est également un très bon médicament de spasme des organes creux, mais les modalités sont inverses du précédent : le sujet est amélioré s'il est cambré en arrière, ou au moins bien à plat sur le lit. Prendre DIOSCOREA VILLOSA 9 CH, 5 granules tous les 1/4 d'heure, en alternance avec CALCAREA CARBONICA.

Arnica sera indiqué sur la notion de traumatisme de l'uretère, accompagné d'urines sanglantes. Il prévient les risques hémorragiques et assure la protection du rein, qui est un organe très fragile. Prendre ARNICA 9 CH, 5 granules toutes les 2 heures, en espaçant selon amélioration.

Pareira brava a une action élective sur l'arbre urinaire en facilitant la migration des cristaux par son action antispasmodique. C'est un bon complément aux médicaments précédents. Il existe une formule composée de prescription courante, appelée PAREIRA BRAVA COMPOSÉ qui associe plusieurs médicaments ayant la même indication. On en prend 20 gouttes trois fois par jour avant les repas.

CHAPITRE X

Gynécologie et grossesse

1. Les douleurs des règles

a) Description

On les appelle encore *dysménorrhées.* Ce sont des douleurs périodiques, puisque rythmées par les règles. Elles peuvent se manifester :

— Quelques jours avant les règles et évoquer alors un trouble hormonal.

— Le premier jour des règles : il s'agit alors de douleurs dues à des phénomènes de spasme.

— Pendant les règles : elles correspondent alors à des anomalies locales.

Ces dysménorrhées peuvent se produire dès la puberté et correspondent alors soit à des *problèmes dystrophiques* (qui ne sont alors pas du domaine de l'homéopathie), soit à des *troubles fonctionnels* (parfaitement accessibles à nos médicaments).

Elles peuvent aussi être d'apparition plus tardive et correspondent alors à des problèmes infectieux, à des lésions ou à des problèmes psychologiques.

Les causes de dysménorrhées sont donc nombreuses et complexes. Vous pouvez utiliser un certain nombre de médicaments homéopathiques pour les douleurs du premier jour dues à des spasmes d'une part, et pour des douleurs d'origine nerveuse d'autre part. Les autres causes sont du domaine de votre médecin.

b) Les douleurs du premier jour

Elles se manifestent surtout au moment où l'écoulement débute et persistent tant que le flux n'est pas complètement établi. On peut alors avoir recours à :

Colocynthis est indiqué dans les douleurs violentes à début et fin brusques, améliorées en se pliant en deux ou en se comprimant fortement le ventre. Prendre COLOCYNTHIS 7 CH, 5 granules toutes les heures. Espacer les prises selon amélioration.

Dioscorea villosa correspond à des douleurs vives améliorées en se tenant droit ou en s'étendant en arrière. Prendre DIOSCOREA 7 CH, 5 granules au moment des douleurs.

Caulophyllum est un médicament de spasme. Il est utile au tout début de l'écoulement, lorsqu'il s'accompagne de violentes douleurs du bas-ventre. Prendre CAULOPHYLLUM 5 CH, 5 granules toutes les heures. Espacer les prises selon amélioration.

Actæa racemosa est utile lorsque les douleurs sont proportionnelles à l'intensité de l'écoulement. La malade ressent des douleurs à type de torsion dans le bas-ventre. Prendre ACTÆA RACEMOSA 9 CH, 5 granules toutes les 2 heures jusqu'à amélioration.

c) Les douleurs d'origine nerveuse

Elles sont souvent dues aux conflits ou aux problèmes sentimentaux fréquents vers l'adolescence. Les conflits conjugaux associés aux différents stress de la vie courante jouent un rôle important chez l'adulte.

L'homéopathie est bien utile dans l'ensemble de ces problèmes souvent complexes. Parmi les nombreux médicaments possibles, nous en avons choisis trois qui sont de prescription fréquente. Si leur effet bénéfique ne se manifeste pas rapidement, il est alors bon d'envisager un traitement de fond avec votre médecin homéopathe.

Pulsatilla est indiqué chez les jeunes filles ou jeunes femmes blondes aux yeux bleus et sujettes aux troubles veineux. Elles ont souvent les mains et les pieds froids, ont facilement des engelures l'hiver. De caractère plutôt doux, elles passent rapidement du rire aux larmes et recherchent volontiers la sympathie. Les règles sont souvent en retard et peu abondantes, surtout la nuit. Entre les règles, les pertes blanches sont fréquentes et rarement irritantes. Prendre PULSATILLA 9 CH, 5 granules tous les jours jusqu'à amélioration.

Sepia correspond à une femme brune et maigre, à peau mate, qui présente des cernes sous les yeux et des taches brunes autour de la bouche rappelant l'aspect du masque de grossesse. Ces patientes ont souvent des problèmes de foie et de circulation qui compliquent les problèmes de règles. Souvent fatiguées et dépressives, ces femmes ont une ardeur inhabituelle au travail associée à une irritabilité une semaine avant les règles, qui sont souvent de sang noir et en retard. Prendre SEPIA 9 CH, 5 granules chaque soir.

Moschus rend service aux malades présentant une hyperexcitabilité nerveuse et qui exagèrent souvent tous les problèmes. Leur imagination est grande et elles s'évanouissent facilement pour peu de chose, surtout en public. Leurs règles sont douloureuses avec des sensations de lourdeur du bas-ventre. Prendre MOSCHUS 15 CH, 5 granules tous les jours jusqu'à amélioration.

2. Les pertes vaginales

Beaucoup de patientes se plaignent de pertes vaginales, non sanglantes et non infectées, survenant entre les règles. Ces pertes sont le plus souvent claires et inodores, d'abondance variable, rarement irritantes. Les différents examens locaux et biologiques pratiqués sont toujours normaux. Quelques médicaments homéopathiques associés à des gestes locaux peuvent rendre service.

Pulsatilla correspond souvent à des femmes blondes aux yeux bleus et sujettes aux troubles veineux. Leur caractère est doux, émotif, et elles recherchent volontiers la sympathie. Leurs règles sont en retard et peu abondantes, surtout la nuit. Entre les règles, elles ont des pertes parfois irritantes, blanches ou transparentes, toujours abondantes. Prendre PULSATILLA 15 CH, 5 granules chaque soir.

Helonias correspond à des pertes blanches et abondantes qui démangent. Les règles sont souvent abondantes et fatigantes, les patientes font facilement des mycoses vaginales à répétition. Les symptômes locaux sont améliorés avec HELONIAS 5 CH, 5 granules trois à quatre fois par jour. En cas de mycose déclarée, le champignon doit être détruit par les moyens classiques (ovules antifongiques).

Thuya est indiqué chez les femmes ayant souvent des infections urinaires, une peau grasse recouverte de petites verrues et de grains de beauté. Elles ont une tendance à la rétention d'eau, surtout au niveau du thorax et des bras. Elles sont sujettes aux affections traînantes aggravées par l'humidité, et montrent une tendance certaine à la dépression. Dans ce cas, prendre THUYA 9 CH 5 granules chaque jour.

Il est bon d'associer à ces médicaments une hygiène corporelle stricte sans être excessive. Éviter, d'autre part, le port de sous-vêtements ou de pantalons trop serrés. En cas de démangeaisons ou d'irritation locale, on peut appliquer matin et soir la pommade HOMEOPLASMINE ou une pommade douce (crème douce Ligne verte).

3. Les vomissements de la grossesse

Ils se manifestent surtout au cours des trois premiers mois et représentent une pathologie banale mais désagréable. Dans quelques rares cas, leur importance peut nécessiter l'hospitalisation pour alimenter la patiente par perfusion, permettant ainsi une mise au repos total du système digestif.

Le traitement homéopathique permet une régression rapide de ces troubles, sans effet secondaire pour la mère ou le futur bébé. Il faut savoir aussi qu'un certain nombre de facteurs nerveux sont souvent à la base de ce problème et que, là encore, l'homéopathie joue un rôle efficace. Ces facteurs font l'objet d'un traitement de fond qui ne peut être réalisé que lors d'une consultation.

Les médicaments de vomissement les plus courants sont :

Sepia est le chef de file des médicaments utiles dans la pathologie digestive, mais aussi dans l'ensemble des symptômes nerveux de la grossesse. Il correspond à une sensation de vide à l'estomac, non améliorée par l'alimentation, une intolérance à la vue et à l'odeur des aliments. La patiente a des nausées dès le réveil, des vomissements après les repas. D'autre part, on note un certain dégoût pour la fumée du tabac et un désir de choses acides (citron, cornichons, vinaigre, moutarde). Prendre SEPIA 9 CH, 5 granules trois fois par jour.

Iris versicolor est indiqué lorsque les vomissements acides sont accompagnés de migraines. Prendre IRIS VERSICOLOR 9 CH, 5 granules avant chaque repas.

Tabacum : le tableau clinique évocateur de ce médicament correspond à une grande pâleur suivie d'hypersalivation et de sueurs froides. Surviennent ensuite nausées et vomissements, avec palpitations et impression de défaillance. Les symptômes sont aggravés au moindre mouvement et à la chaleur ; ils sont améliorés par l'air frais. Prendre TABACUM 9 CH, 5 granules au moment des nausées.

Ignatia est un médicament de spasme et de paradoxe, utile chez les femmes plutôt anxieuses et sensibles. Elles décrivent souvent des sensations de « boule dans la gorge » ou de creux à l'estomac, soupirent et bâillent fréquemment. Leurs nausées sont souvent améliorées par la distraction : elles peuvent faire un copieux repas sans inconvénient si l'ambiance est bonne, alors qu'un repas léger pris seule chez elle en pensant à ses ennuis déclenche des nausées. Prendre alors IGNATIA 9 CH, 5 granules quatre fois par jour.

Ipeca : on le donne lorsque les vomissements sont abondants avec une hypersalivation, une langue propre ou peu chargée, et une absence de soif. Les nausées ne sont pas améliorées par les vomissements. Prendre IPECA 7 CH, 5 granules au moment des nausées.

4. L'accouchement

Il est souvent redouté chez la primipare (première grossesse) ; il n'est cependant pas rare chez la multipare (qui a eu plusieurs grossesses) d'appréhender un nouvel accouchement.

L'emploi de médicaments homéopathiques permet le plus souvent de faciliter le travail, c'est-à-dire l'ensemble des phénomènes mécaniques douloureux qui constituent les deux premières périodes de l'accouchement : effacement du col qui correspond à sa dilatation et sortie du bébé. La troisième période est celle de la sortie des annexes (placenta et membranes).

Nous ne parlerons pas dans ce chapitre des accouchements ne relevant pas de l'homéopathie (bassin rétréci, mauvaise implantation placentaire, etc.). Dans les cas habituels, plusieurs médicaments facilitent le déroulement du travail :

Caulophyllum : dès que les contractions sont suffisamment rapprochées pour justifier le départ à la clinique ou à l'hôpital, il est bon de prendre une dose unique de CAULOPHYLLUM 9 CH. L'effacement et la dilatation se déroulent alors rapidement, sans problème de rigidité du col. C'est cette rigidité qui est responsable de douleurs très violentes, mais inefficaces dans la progression du travail.

Ruta graveolens est utile dans les douleurs avec sensation de meurtrissures et de courbatures généralisées que ressentent les patientes durant l'accouchement. Prendre RUTA GRAVEOLENS 9 CH, 5 granules toutes les 20 minutes.

Il est bon de savoir que les primipares sont souvent angoissées au cours de la grossesse, ce qui peut avoir des conséquences négatives durant l'accouchement. Il est alors tout à fait opportun de prendre les médicaments indiqués au chapitre des troubles émotionnels, les plus fréquemment prescrits étant IGNATIA et GELSEMIUM.

5. Suites de couches

Après l'accouchement, la mère est très souvent fatiguée avec persistance de douleurs dans la région du périnée consécutive aux efforts de travail. Une fièvre modérée peut être normale ou traduire un début d'infection, ce qui est exceptionnel lorsque l'accouchement se passe dans de bonnes conditions d'hygiène.

Trois médicaments sont utiles dans l'atténuation des douleurs d'une part, la diminution de la fatigue d'autre part, et enfin dans la prévention des risques infectieux :

Arnica est indiqué devant tout traumatisme musculaire. Il traite ici les douleurs périnéales et les hémorroïdes consécutives aux efforts d'expulsion ; il a également un rôle de prévention chez les patientes ayant des problèmes vasculaires. Il prévient aussi les risques de fièvre. Prendre ARNICA 9 CH, 5 granules trois à quatre fois par jour pendant 8 à 15 jours.

China est un médicament utile dans toutes les suites de pertes de liquides organiques. Il est donc particulièrement indiqué dans la fatigue du post-partum (période qui suit l'accouchement). Prendre CHINA 9 CH, 1 dose chaque soir pendant une semaine.

Pyrogenium permet de prévenir le risque infectieux. On le donne dans ce but et à titre systématique après l'accouchement. Prendre PYROGENIUM 9 CH, 5 granules au réveil pendant 8 jours.

Il est de pratique efficace de prendre systématiquement dans les suites de couches : PYROGENIUM 9 CH (5 granules au réveil) + ARNICA 9 CH (5 granules toutes les 2 heures dans la journée). Espacer les prises selon amélioration.

6. L'allaitement

Bien que délaissé ces dernières années au profit de l'allaitement artificiel, il est à nouveau largement utilisé. Le lait maternel est, en effet, le moyen idéal d'alimentation du nouveau-né. Il se modifie dans sa composition au fil des jours en fonction des besoins du bébé et transmet à l'enfant l'immunité maternelle, c'est-à-dire ses anticorps qui protègent ainsi l'enfant. Chez la mère qui allaite, le retour au volume initial de l'utérus est plus rapide. Par ailleurs, en cas de prise excessive de poids pendant la grossesse, les chances de retrouver un poids normal sont augmentées.

Un certain nombre de médicaments homéopathiques sont utiles en cas d'insuffisance de montée de lait et dans les problèmes locaux au niveau des seins.

a) Insuffisance de montée laiteuse

Il faut tout d'abord savoir qu'un certain nombre d'aliments ont une influence sur la montée et la sécrétion du lait maternel :

— Les lentilles, les châtaignes, le poisson, la bière semblent avoir un rôle favorisant dans l'allaitement.

— Les radis, l'ail, le chou donnent mauvais goût au lait maternel.

— Le persil, absorbé en grandes quantités, semble diminuer voire même couper la montée de lait.

Ricinus communis favorise la montée laiteuse. Prendre RICINUS 5 CH, 5 granules trois à quatre fois par jour.

Agnus castus rend service aux jeunes mères présentant une insuffisance de montée laiteuse associée à un état dépressif réactionnel à l'accouchement. Prendre AGNUS CASTUS 7 CH, 5 granules trois à quatre fois par jour.

b) Engorgement mammaire

Il arrive parfois, lorsque l'enfant tète irrégulièrement ou que la montée laiteuse est excessive, qu'un phénomène d'engorgement se produise.

Belladona est indiqué lorsque la patiente présente de vives douleurs locales. Le sein est rouge et douloureux, il peut y avoir de la fièvre. Prendre BELLADONA 9 CH, 5 granules toutes les heures jusqu'à amélioration.

Bryonia correspond à des seins engorgés et pesants. Le moindre mouvement augmente la douleur. L'amélioration se fait par la pression forte (soutien-gorge bien serré). Souvent la maman est assoiffée. Prendre BRYONIA 5 CH, 5 granules trois fois par jour.

Apis mellifica est donné lorsque les seins sont douloureux et augmentés de volume. L'aspect local est plutôt rose que rouge, la patiente se plaint de douleurs piquantes et brûlantes améliorées par les applications froides. A noter une absence de soif. Prendre APIS 9 CH, 5 granules quatre fois par jour.

Ces remèdes sont utilement complétés par des **gestes locaux** :
— Mettre des compresses chaudes.
— Tirer le lait en excès et le jeter.

c) Fissurations des seins

Elles sont douloureuses et obligent parfois la mère à cesser l'allaitement. Les médicaments homéopathiques associés à des gestes locaux rendent bien service dans cette pathologie.

Graphites est indiqué lorsque l'écoulement fissuraire est épais et jaune comme du miel. Une fois sec, il prend l'aspect de croûtes d'épaisseur variable et de couleur jaune marron. Prendre GRAPHITES 15 CH, 5 granules trois fois par jour.

Nitricum acidum correspond à une fissure très nette comme faite avec un instrument tranchant. La douleur est vive et la fissure saigne facilement au contact. Prendre NITRIC ACID 7 CH, 5 granules trois fois par jour.

Ces deux médicaments sont utilement complétés par les **gestes locaux** suivants :

— Avant chaque tétée, le bout de sein est nettoyé avec une compresse imbibée d'eau minérale. En fin de tétée, on applique localement — et toujours à l'aide d'une compresse — un mélange fait d'alcool à 45° et de glycérine à parties égales.

— En cas de fissuration, appliquer sur le mamelon la pommade CASTOR EQUI. Recouvrir avec une compresse. Bien penser à nettoyer correctement le mamelon avant la tétée pour éliminer la pommade.

— Éviter l'application de pommade antibiotique qui ne résout pas le problème.

d) La fatigue de l'allaitement

Elle est due à plusieurs facteurs : le rythme fréquent des tétées, le manque de sommeil et les pertes de liquides organiques. Elle est facilement traitée par quelques médicaments homéopathiques :

China est le médicament qui correspond à la fatigue due aux pertes importantes de liquides organiques. Elle est essentiellement physique. Prendre CHINA 9 CH, 5 granules une à deux fois par jour pendant l'allaitement.

Kalium phosphoricum est indiqué en cas de fatigue nerveuse responsable d'insomnie, d'irritabilité, de pertes de mémoire. Prendre KALI PHOS. 9 CH, 5 granules une à deux fois par jour. Espacer les prises selon amélioration.

Silicea correspond aux patientes qui se plaignent de douleurs du dos au cours de l'allaitement, par suite des pertes en calcium. Prendre SILICEA 9 CH, 5 granules matin et soir jusqu'à amélioration.

CHAPITRE XI

La peau

1. L'urticaire

a) Description

C'est une éruption faite de plaques rouges ou rosées, en relief sur la peau et de dimensions variables, ressemblant aux conséquences d'une piqûre d'ortie. Elle apparaît rapidement et disparaît en un temps variable (quelques heures à quelques jours). Elle peut rester localisée ou, au contraire, s'étendre à tout le corps, s'accompagnant d'un œdème (gonflement de la peau). Les formes généralisées peuvent être graves en cas d'atteinte laryngée. C'est le cas des urticaires géantes (ou œdème de Quincke) que nous excluons de cette étude, l'appel au médecin devant être immédiat dans ces cas extrêmes.

Nous ne traitons donc ici que les urticaires simples dont les causes sont variables :

— Contact avec des plantes (orties, certains arbres d'ornement...).

— Certains aliments (fruits rouges, poissons ou crustacés, œufs, chocolat...).

— Certains médicaments (pénicilline, aspirine, sérums, baume du Pérou, pommades diverses...).

— Certains produits ménagers ou cosmétiques.

— Certaines piqûres d'insectes.

— Exposition au soleil ou à la chaleur.

— Coup de froid.

— Stress...

b) Les médicaments homéopathiques

Ils doivent donner rapidement de bons résultats.

Apis mellifica est indiqué devant une peau rosée et infiltrée donnant un aspect de peau d'orange. Le patient ressent des sensations de piqûre et de brûlure, il est amélioré par des applications locales fraîches et n'a pas soif. Prendre APIS 15 CH, 5 granules toutes les heures. Espacer les prises selon amélioration.

Histaminum (ou **Poumon Histamine**) : l'histamine est l'une des substances libérées dans l'organisme au cours d'une réaction allergique. Son emploi en dilution infinitésimale donne de bons résultats dans toute réaction urticarienne. Prendre HISTAMINUM 15 CH, 5 granules trois à quatre fois par jour.

Il est classique d'alterner toutes les heures : 5 granules d'APIS 15 CH et 5 granules d'HISTAMINUM 15 CH. Espacer les prises selon amélioration.

Urtica urens est indiqué lorsque l'œdème est pâle, piquant et brûlant, et accompagné de fortes démangeaisons. Contrairement à APIS, les symptômes sont aggravés par les applications fraîches. Prendre URTICA URENS 7 CH, 5 granules toutes les heures jusqu'à amélioration.

Ainsi traitée, la crise d'urticaire simple doit disparaître très vite. Si de nouvelles manifestations surviennent par la suite, il est bon de faire un traitement de fond lors d'une consultation homéopathique.

2. Les piqûres d'insectes

La piqûre d'un insecte (abeille ou guêpe, moustique, taon, araignée...) entraîne le plus souvent une réaction douloureuse au point de piqûre avec la formation d'un œdème (gonflement de la peau) et une réaction inflammatoire (peau rouge et douloureuse). L'usage immédiat de quelques médicaments homéopathiques associés à des gestes locaux simples procurent une guérison rapide.

Certains sujets particulièrement sensibles ou possédant un terrain allergique peuvent développer des réactions plus importantes qui doivent être soumises impérativement au médecin traitant.

a) Les gestes à faire

— En cas de piqûre par une abeille, penser à retirer le dard qui reste fiché dans la peau, contrairement à la piqûre de guêpe où l'aiguillon rétractile reste sur l'animal.
— Appliquer localement un mélange à parties égales de CALENDULA TM + LEDUM PALUSTRE TM (ââ qsp 30 ml).

b) Les médicaments homéopathiques

Apis mellifica est indiqué devant un œdème rosé qui pique, qui brûle et qui est amélioré par des applications fraîches. Prendre APIS 15 CH, 5 granules toutes les heures jusqu'à amélioration.

Cantharis correspond à une réaction locale plus importante, avec formation de bulles appelées *phlyctènes*. Le sujet présente des sensations de brûlures calmées par le froid. Prendre CANTHARIS 9 CH, 5 granules quatre fois par jour.

Pyrogenium est prescrit systématiquement pour éviter l'infection. Prendre PYROGENIUM 9 CH, 5 granules matin et soir.

Tarentula cubensis est surtout utilisé dans les piqûres de gros insectes (araignée, frelon, bourdon...) qui déclenchent une inflammation avec douleurs vives et induration locale. La peau devient bleuâtre dans les jours qui suivent. Prendre TARENTULA CUBENSIS 9 CH, 5 granules trois fois par jour jusqu'à amélioration.

Ainsi traitées, les piqûres d'insectes sont rapidement améliorées. Chez les sujets hypersensibles ou allergiques, un traitement de fond est souhaitable au début de l'été.
Signalons chez les personnes qui craignent particulièrement les piqûres d'insectes ou qui semblent « les attirer » l'effet souvent bénéfique de LEDUM PALUSTRE 5 CH (5 granules matin et soir) pendant le séjour en zone riche en insectes (moustiques, guêpes, taons...). Tout se passe comme si ce médicament « éloignait » les insectes des personnes sensibles.

*
* *

3. Les brûlures

a) Description

Ce sont des lésions provoquées par la chaleur et l'on distingue trois degrés d'atteinte :

— **La brûlure du premier degré** correspond à une rougeur douloureuse de la peau avec sensation de cuisson. C'est celle qui apparaît après un coup de soleil ou après être resté trop près d'une source de chaleur (feu de cheminée ou poêle).

— **La brûlure du second degré** se manifeste par l'apparition de bulles appelées *phlyctènes*. La peau est rouge et gonflée, la douleur très vive. Elle correspond souvent aux brûlures par liquides bouillants (eau, lait, potage...).

— **La brûlure du troisième degré** correspond à une destruction de la peau et des tissus cellulaires sous-jacents.

b) Le coup de soleil, ou brûlure du premier degré

La peau est rouge, brillante et douloureuse au toucher. Si l'exposition a été prolongée, le patient peut avoir des maux de tête et même de la fièvre.

Belladona correspond parfaitement en expérimentation à ce syndrome. On retrouve en effet les mêmes signes inflammatoires (rougeur, chaleur, douleur) accompagnés ou non des signes généraux (fièvre, maux de tête). Prendre BELLADONA 9 CH, 5 granules toutes les heures. Espacer les prises selon amélioration.

Apis mellifica : la peau est moins rouge, de teinte rosée, elle est gonflée et le patient se plaint de douleurs piquantes et brûlantes, calmées par des applications fraîches. Prendre APIS 15 CH, 5 granules toutes les heures jusqu'à amélioration.

c) Brûlures des deuxième et troisième degrés

Elles concernent le médecin. Il est cependant possible de prendre, en adjuvance au traitement classique :

Cantharis est indiqué pour des brûlures occasionnées par des liquides chauds. Il correspond à des lésions vésiculaires ou bulleuses qui ont tendance à se nécroser secondairement. Prendre CANTHARIS 9 CH, 5 granules quatre fois par jour.

Arsenicum album complète utilement les autres traitements lorsque le malade souffre de douleurs profondes et intenses, aggravées la nuit et curieusement améliorées par la chaleur locale. Il est souvent très fatigué et l'intensité de ses symptômes le rend anxieux. Prendre ARSENICUM ALBUM 9 CH, 5 granules au réveil et au coucher.

CHAPITRE XII

Les traumatismes

Les traumatismes en général font partie de la pathologie courante familiale, surtout chez l'enfant. Leur gravité est très variable, et toute la difficulté pour la mère de famille est de les apprécier correctement. Le but de ce livre n'est pas de faire un manuel de secourisme, mais de savoir que faire dans les situations les plus courantes.

Du simple bobo occasionné par le coup de marteau sur les doigts à la fracture, l'éventail est vaste... C'est pourquoi nous indiquons les gestes à faire ou à ne pas faire à l'occasion de chaque chapitre. Nous envisagerons les traumatismes par choc direct selon leur localisation, et les plaies cutanées selon leur nature. Les entorses et les crampes sont traitées à part.

1. Les traumatismes par choc direct

Ce sont des situations très fréquentes, où l'agression peut provenir d'objets variés (marteau ou tous outils de bricolage et jardinage, ballons, balles de tennis, etc.) ou à l'occasion d'une chute. Dans ces cas, le premier médicament qui doit venir à l'esprit, et que nous reverrons tout au long du chapitre, est :

Arnica, universellement connu et employé depuis très longtemps en application locale sous forme de pommade. Il est également très utile en tant que médicament préparé selon le mode homéopathique et pris par la bouche. Son action se porte essentiellement sur les capillaires sanguins et les muscles, ce qui explique sa remarquable efficacité sur toutes les *contusions*, les *hématomes*, les *hémorragies*, les *traumatismes musculaires*.

Les sensations ressenties par le sujet justiciable d'ARNICA sont celles de toutes les suites de choc, d'effort trop intense et/ou trop prolongé : douleurs profondes siégeant dans les muscles, courbatures aggravées par le toucher, les secousses, les mouvements, le froid. Dans certains cas, le patient a l'impression que le lit est trop dur.

Dans tous les traumatismes quels qu'ils soient, il convient de prendre ARNICA 9 CH (5 granules immédiatement après le traumatisme) et de répéter les prises toutes les heures en espaçant selon l'amélioration qui doit être très rapide. C'est ainsi que vous verrez les bosses sur la tête et les hématomes régresser presque à vue d'œil, les douleurs disparaître très vite, surtout chez les enfants.

Si la prise d'ARNICA se fait à distance du traumatisme (quelques heures après), suivre la même posologie mais en sachant que l'action sera d'autant moins spectaculaire que la prise aura été plus tardive. Dans l'idéal, il faudrait prendre ARNICA *avant* le traumatisme si celui-ci est prévisible (match de rugby ou de boxe, épreuve sportive longue...). Certains footballeurs professionnels appliquent cette méthode avec succès.

2. Les traumatismes musculaires

Il s'agit le plus souvent :

— soit de chocs directs lors d'un sport (« béquille » du footballeur) ;

— soit de chutes ;

— soit d'excès musculaires en pratique sportive chez les sujets insuffisamment entraînés ou dépassant leurs possibilités naturelles.

La pratique du sport demande une mise en condition progressive, surtout chez les adultes n'ayant pas pratiqué depuis un certain temps.

Les gestes à faire dans ce cas sont essentiellement le repos et un massage doux de la région douloureuse, de préférence par un kinésithérapeute qui pratiquera des étirements. Les pommades diverses n'ont pas grand intérêt dans cette pathologie, car leur pénétration est insuffisante pour atteindre le muscle. Tout au plus ont-elles une action rubéfiante, c'est-à-dire qu'elles provoquent une chaleur locale favorisant la circulation.

Les médicaments homéopathiques seront très utiles, d'autant qu'il n'existe pas vraiment d'équivalent en traitement classique.

Arnica, déjà vu plus haut, trouve ici son indication de choix. Les sensations de courbatures, de raideur douloureuse aggravées par le froid et le mouvement sont le lot de tous les traumatismes musculaires, quelle que soit leur origine. On prendra ARNICA 9 CH, 5 granules toutes les 2 heures. Espacer les prises selon amélioration.

Ledum palustre est utilisé pour compléter l'action d'ARNICA. Il est courant de dire qu'il finit ce qu'ARNICA a commencé. Dans le cas d'un hématome persistant, ou de traitement trop tardif, alterner toutes les heures 5 granules d'ARNICA 9 CH + 5 granules de LEDUM PALUSTRE 5 CH. On verra ainsi les hématomes disparaître beaucoup plus vite.

Sarcolacticum acidum est utilisé dans les excès musculaires ayant entraîné des troubles du métabolisme de l'acide lactique (réaction chimique se produisant dans le muscle au cours de l'effort). Le sujet ressent alors des contractures des membres ne disparaissant pas par le repos. Prendre SARCOLACTICUM ACIDUM 9 CH, 5 granules quatre fois par jour jusqu'à récupération.

3. Les traumatismes de l'œil

Il est bien évident que nous ne pouvons traiter en famille que les traumatismes minimes ; la moindre suspicion de lésion oculaire, de plaie de la cornée aussi bénigne soit-elle impose immédiatement un avis spécialisé. En effet, un certain nombre de lésions peuvent avoir des conséquences graves dans un second temps et il n'est pas question de prendre des risques avec un organe aussi fragile. Cependant, il existe aussi des situations courantes auxquelles on peut faire face soi-même.

a) Les gestes immédiats

Les chocs sur le globe oculaire obligent à un certain nombre de gestes immédiats :

— Apprécier correctement l'importance du traumatisme en fonction de sa cause.

— Se renseigner sur la *nature* de l'agent agresseur (branche d'arbre, coup de poing, balle de tennis, moustique, pierre...).

— Laver soigneusement l'œil avec un peu d'eau bouillie tiède pour pouvoir l'examiner. On examine plus facilement un œil si on tire un peu la paupière inférieure vers le bas et en demandant au sujet de regarder successivement dans toutes les directions.

— Proscrire tout collyre avant l'avis de l'ophtalmologiste.

b) Les médicaments homéopathiques

Une fois prises ces précautions de base, on pourra faire appel aux médicaments homéopathiques suivants :

Arnica, que nous connaissons déjà, est indiqué dans tous les traumatismes quels qu'ils soient. Il sera donc donné systématiquement en 9 CH, à raison de 5 granules toutes les 2 heures, seul ou en association avec l'un des médicaments suivants :

Ledum palustre est le remède de l'œil « au beurre noir ». En général provoqué par un choc direct (coup de poing), l'hématome se propage tout autour de l'orbite et, dans certains cas, aux joues et au nez. En alternance avec ARNICA, prendre LEDUM PALUSTRE 5 CH, 5 granules toutes les heures. Espacer les prises selon amélioration.

Symphytum sera utile si le traumatisme a été causé par un objet en mousse (balle de tennis) touchant le globe oculaire et le pourtour de l'orbite. Il n'y a pas d'hématome dans ce cas, mais la douleur peut être très vive. Prendre SYMPHYTUM 5 CH, 5 granules toutes les 3 heures.

4. Les traumatismes osseux

Ce vocable désigne naturellement tous les chocs directs sur une surface osseuse quelconque, affleurant à la peau (crâne, clavicule, coude, tibia, etc.), étant bien entendu que nous ne parlerons pas ici du traitement des fractures !... Ce diagnostic grave étant éliminé par votre médecin, il reste qu'un certain nombre de chocs laissent des séquelles douloureuses, parfois très longues, à l'endroit du traumatisme. Face à cette situation, vous pourrez essayer :

Arnica encore et toujours, en 15 CH une fois par jour si le choc est ancien, en 9 CH toutes les 3 heures s'il est récent. Il peut être systématiquement associé à :

Symphytum qui a une affinité particulière pour le périoste (tissu osseux périphérique), et permet de réduire sensiblement les douleurs profondes, séquelles de traumatisme. On prend alors SYMPHYTUM 5 CH, 5 granules trois fois par jour, en alternance avec ARNICA.

Bellis perennis est une plante de la même famille qu'ARNICA et dont les indications sont très proches. Elle a une action très intéressante dans les traumatismes du sein, du coccyx et du petit bassin. On sait à quel point sont douloureuses les séquelles des gens qui sont tombés sur le séant et le peu de solutions apportées par la thérapeutique classique. Essayez dans ce cas BELLIS PERENNIS 5 CH, 5 granules quatre fois par jour, en espaçant les prises selon amélioration.

5. Les traumatismes des terminaisons nerveuses

On entend par là les traumatismes des extrémités riches en fibres nerveuses (pulpe des doigts), les traumatismes dentaires ou encore les sciatiques qui correspondent à une agression de la racine du nerf (hernie discale). On élimine d'emblée les suites de traumatismes crâniens ou cérébro-médullaires qui sont du domaine du médecin. C'est la douleur qui prédomine ici (voir chapitre *Pathologie nerveuse*) et l'on pourra, dans ce cas, faire appel à :

Arnica pour mémoire, et à ne jamais oublier, en 9 CH toutes les heures, associé à :

Hypericum qui a comme caractéristique que la douleur suit le trajet nerveux en allant de la périphérie vers le centre, c'est-à-dire vers la racine du membre.

Exemple, une plaie d'un doigt (par piqûre ou par écrasement) dont la douleur remonte vers l'épaule. Prendre dans ce cas, en alternance avec ARNICA 9 CH, 5 granules toutes les 2 heures d'HYPERICUM PERFORATUM 30 CH en espaçant selon amélioration.

*
* *

6. Les plaies

a) Description

La bricolomanie qui sévit dans nos sociétés modernes a des conséquences redoutables sur la santé publique. Tous les week-ends, les services de garde hospitaliers sont surmenés par toutes les victimes de cette passion dangereuse et des lésions graves peuvent se voir : amputations diverses de doigts par tronçonneuse, d'orteils par tondeuse à gazon, lésions tendineuses ou musculaires par une scie ayant dépassé son objet, etc. Il ne faut pas méconnaître l'adversaire ; c'est pourquoi les gestes à faire sont de première importance :

Tout d'abord, lisez le mode d'emploi de votre appareil à estropier. Malgré les sécurités diverses, une mauvaise utilisation est la cause de nombreux accidents. Ensuite, éloignez les enfants du lieu du bricolage ou du jardinage, malgré leur légitime curiosité. Enfin, ne relâchez jamais votre attention et évitez de bricoler après une nuit d'agapes ou d'insomnie.

Si, malgré cette bonne prévention, une plaie de la peau se produit, la première chose à faire est de la nettoyer soigneusement. L'eau du robinet est très suffisante, ainsi qu'un bon savon. Une plaie qui cicatrise mal est presque toujours une plaie infectée. Sachez apprécier si elle nécessite une suture (plus de deux ou trois centimètres, plus ou moins profonde...) qui ne peut être faite que par un médecin. Les bandelettes collantes peuvent rendre service dans un premier temps, mais n'ont pas le même résultat esthétique.

Évitez d'arroser d'alcool, qui brûle et dessèche les tissus, et souvenez-vous qu'on ne doit pas laisser sécher une plaie à l'air tout de suite. La cicatrisation est toujours plus rapide en milieu humide ou gras (pommades), et fermé. **On devra toujours vérifier la validité de sa vaccination antitétanique.**

On distingue généralement les plaies contuses (sans ouverture de la peau, mais avec hématome sous-jacent), les plaies par piqûres plus ou moins profondes, et les plaies ouvertes.

b) Les contusions

Elles sont le résultat de choc direct (voir *Traumatismes musculaires*), mais sans effraction de la peau. Le coup de marteau ou de pelle, en sont les causes les plus fréquentes. La peau prend alors une teinte bleutée, puis noire, et l'hématome en régressant prend une teinte brune puis jaune. On peut agir sur la douleur et sur la durée d'évolution avec quelques médicaments homéopathiques :

Arnica est le médicament le plus indiqué en raison de son affinité pour les capillaires sanguins. Son action pourra être complétée par celle de LEDUM PALUSTRE : alterner toutes les heures au début 5 granules d'ARNICA 9 CH + 5 granules de LEDUM PALUSTRE 5 CH. Espacer rapidement les prises.

Hamamelis sera indiqué si les lésions sont d'emblée noirâtres dans des zones à mauvaise circulation (varices). Le sujet ressent des douleurs violentes à type d'éclatement, différentes des douleurs de courbature profonde d'ARNICA. Prendre HAMAMELIS 5 CH, 5 granules toutes les 2 heures. Espacer les prises selon amélioration.

Calendula aura une action sur le risque de suppuration de l'hématome, au cas où une brèche cutanée minime permet le passage des germes. Cela explique l'intérêt du lavage soigneux de toute plaie, car le sang coagulé est un excellent milieu nutritif pour beaucoup de germes. Prendre CALENDULA 5 CH, 5 granules quatre fois par jour.

c) Les plaies par piqûre

Très douloureuses, elles siègent souvent sous le pied (marche sur un clou) ou au bout des doigts. Le danger de ce type de plaies est qu'elles ne saignent pas, ou très peu, et qu'elles constituent une porte d'entrée pour l'infection. Là encore, il est absolument nécessaire de vérifier sa vaccination antitétanique ou de voir son médecin pour une injection immédiate de protection (gamma-globulines). En effet, ces objets piquants sont presque toujours rouillés et présentent un haut risque d'infection par le bacille tétanique.

Les bains de pieds avec de l'eau salée sont moins efficaces qu'un brossage soigneux de la région lésée. Surveiller la persistance anormale des douleurs, qui peut signer une infection, et prendre :

Hypericum perforatum, qui aura une bonne action sur la douleur qui remonte vers la racine du membre, de la périphérie vers le centre, en suivant le trajet du nerf. Le prendre en 30 CH, 5 granules trois fois par jour jusqu'à amélioration.

Ledum palustre, médicament déjà rencontré, qui correspond aux plaies par piqûre qui ne saignent pas et dont la douleur reste localisée à l'endroit de la plaie. Il est également indiqué dans les piqûres de gros insectes (guêpes, abeilles...). Prendre LEDUM PALUSTRE 5 CH, 5 granules toutes les 3 heures, en espaçant les prises selon amélioration des douleurs.

Pyrogenium est systématiquement associé aux précédents pour prévenir une infection de la plaie. On le prend en 9 CH, 5 granules une fois par jour pendant une semaine.

d) Les plaies par coupure

Il s'agit d'une ouverture de la peau, soit par instrument tranchant, soit à la suite d'une chute. Après lavage soigneux (poussière, terre, particules de goudron...), on prendra ARNICA 9 CH si l'hémorragie est importante, et PYROGENIUM 9 CH s'il y a un fort risque d'infection. Dans les autres cas, on aidera à la cicatrisation avec :

Calendula qui a une action intéressante sur les plaies lacérées, les ulcères infectés de toutes origines. On peut le prendre soit par voie générale : CALENDULA 5 CH (5 granules trois fois par jour jusqu'à cicatrisation), soit par voie locale : CALENDULA TM (pour désinfecter la plaie), POMMADE AU CALENDULA PAR DIGESTION, ou CICADERMA (en application matin et soir sous un pansement).

Staphysagria correspond aux plaies faites par un instrument tranchant comme un bistouri et dont les bords sont nets. Après s'être assuré qu'elle ne nécessite pas une suture, on prendra STAPHYSAGRIA 5 CH (5 granules trois fois par jour), aidé par la POMMADE STAPHYSAGRIA 4 % TM sous pansement occlusif.

7. Les entorses

a) Définition

Les entorses sont des distensions ligamentaires brutales à la suite d'un mouvement forcé dans une mauvaise position. Il en résulte la cassure d'un certain nombre de fibres et l'élongation des autres, ce qui provoque un phénomène inflammatoire localisé : rougeur, douleur, gonflement, chaleur. Il existe différents degrés de gravité dans l'entorse, qui sont à apprécier par votre médecin, mais les gestes à faire en première intention sont toujours les mêmes.

Les articulations touchées sont très souvent la cheville, le genou ou le poignet, parfois les doigts. Au moment de l'accident, la douleur est très vive, puis survient rapidement une enflure de l'articulation. Selon le degré de gravité, un hématome peut apparaître, qui signe l'atteinte vasculaire.

b) Les gestes à faire

— Le **repos est indispensable,** ainsi que l'arrêt immédiat de toute activité sportive. La douleur, signe d'alarme, peut être diminuée ou absente « à chaud ». Ne pas insister dans ce cas, car une entorse mal soignée peut avoir des conséquences graves à terme : récidives permanentes du fait de la distension ligamentaire qui n'a pu se réduire, laxité articulaire dans les gestes de la vie courante (escaliers, trottoirs...), douleurs résiduelles rebelles aux traitements.

— La **glace** peut avoir un bon effet de résorption de l'inflammation et de l'œdème, quand on en dispose.

— Une **contention ferme** par bandes élastiques associée à des cannes canadiennes pour éviter l'appui sera un complément utile.

c) Les gestes à ne pas faire

— Les **massages** qui devront attendre entre 8 et 10 jours pour être effectués. Jamais de massages d'emblée sur une entorse de cheville.

— Les **anti-inflammatoires** de toute nature, qui empêchent le travail de récupération de l'organisme. Il faut se souvenir que la réaction inflammatoire, même si elle est douloureuse, est une réaction bénéfique. Toute pommade, médicament, injection visant à la réduire ne fait qu'allonger l'évolution.

— La **cortisone** est également un anti-inflammatoire ; elle a le grave inconvénient de fragiliser les tendons et d'empêcher leur reconstruction.

— Le **plâtre d'emblée,** notamment sur une entorse grave de la cheville. L'immobilisation sera d'abord en gouttière, puis le plâtre sera circularisé dans un second temps.

d) Les médicaments homéopathiques

Ils seront choisis en fonction du stade clinique, de la gravité et de l'affinité particulière pour les tendons et les capsules articulaires.

Arnica sera systématiquement employé pour traiter ou prévenir les hémorragies dues aux ruptures vasculaires. Très souvent associé avec LEDUM PALUSTRE qui complète son action (ARNICA 9 CH + LEDUM PALUSTRE 5 CH toutes les heures en alternance), on accélère sensiblement la résorption des hématomes.

Rhus toxicodendron, que l'on connaît déjà comme remède de fièvre à début progressif, a une action spécifique sur les tendons, surtout quand ceux-ci ont été lésés par temps humide ou si le sujet est mouillé (pluie, sueur...). On l'associe souvent à :

Ruta graveolens, qui a lui aussi une affinité particulière pour les tendons. Dans une tendinite aiguë, prendre en alternance 5 granules de RHUS TOX. 15 CH et 5 granules de RUTA GRAVEOLENS 5 CH toutes les 2 heures, en espaçant selon amélioration des douleurs.

Apis et **Bryonia** correspondent aux entorses avec volumineuse enflure de l'articulation, très sensible au toucher et interdisant tout mouvement. Bien que les modalités d'amélioration ou d'aggravation par la chaleur soient opposées dans ces deux remèdes, on pourra les prendre quand même en alternance du fait de leur synergie d'action au niveau de l'articulation.

Prendre dans ce cas APIS 9 CH et BRYONIA 5 CH, 5 granules en alternance toutes les heures. Espacer les prises selon amélioration.

8. Les crampes

a) Attitude à adopter

Ce sont des contractures musculaires persistantes, de survenue brutale et extrêmement douloureuses. Elles siègent le plus souvent dans les membres inférieurs (mollets, orteils) et apparaissent plus volontiers la nuit. Elles sont souvent la conséquence d'un effort physique intense associé à une déshydratation et une déficience relative d'oligo-éléments intervenant dans le métabolisme du muscle : calcium, potassium, magnésium. Une crampe se reconnaît facilement au fait que le muscle concerné a une dureté de bois.

Les gestes à faire dans ce cas sont simples : essayer d'étirer le muscle au maximum par un massage énergique, et appuyer fortement avec la pointe de l'ongle au milieu exact du mollet (hauteur et largeur). Ce point d'acupuncture a un effet antalgique et décontracturant. A titre préventif, il faudra toujours boire beaucoup au cours d'un exercice physique quel qu'il soit.

Les gestes à ne pas faire : plier la jambe ou croire aux vertus curatives du savon de Marseille glissé dans le lit au contact des pieds...

b) Médicaments homéopathiques

Ils se retrouvent dans les remèdes de spasme associé à une mauvaise circulation :

Cuprum est le plus souvent indiqué et d'une efficacité constante dans ce cas. Les douleurs sont à début et à fin brusques, siégeant dans les mollets et les pieds, et atteignant surtout les gens âgés. Prendre CUPRUM 9 CH, 5 granules toutes les 5 minutes, en espaçant dès amélioration. *A titre préventif :* 5 granules au coucher.

Nux vomica associe des indications spasmodiques et des indications vasculaires. Il s'agit le plus souvent de crampes des mollets associées à des « impatiences » des jambes qui obligent le sujet à se mouvoir sans cesse pour calmer ses douleurs (voir ZINCUM). Ces crampes sont en général accompagnées d'insomnies du milieu de nuit et entraînent une irritabilité caractérielle. Prendre dans ce cas NUX VOMICA 9 CH, 5 granules le soir au coucher et au rythme des accès.

Arsenicum album est le médicament des crampes survenant en milieu de nuit, entre minuit et 3 heures du matin, et qui touchent essentiellement les orteils. Le sujet ressent des sensations de brûlure, bien que ses troubles circulatoires lui donnent plutôt les pieds froids. Une certaine agitation anxieuse peut également se noter à ce moment. Prendre ARSENICUM ALBUM 15 CH, 5 granules vers 18 heures.

Zincum trouve son indication dans les crampes et les « impatiences » des membres inférieurs (les « jambes sans repos ») chez les sujets nerveusement fatigués, ne supportant pas le vin ou l'alcool. Prendre alors ZINCUM 9 CH, 5 granules au coucher.

Ignatia correspond plutôt à des sujets hypernerveux, d'humeur variable, qui soupirent, bâillent et pleurent facilement, et dont les crampes peuvent se produire en n'importe quel point du corps. Leur caractéristique est d'apparaître et de disparaître de façon fugace, et de changer de place très rapidement. Donner dans ce cas IGNATIA 9 CH, 5 granules trois à quatre fois par jour et consulter votre médecin homéopathe.

CHAPITRE XIII

Pathologie nerveuse

Nous sommes là aux frontières des urgences familiales à traiter par la mère de famille. Les problèmes psychologiques sont toujours des problèmes profonds en relation avec la personnalité de chacun, et c'est le rôle de votre médecin d'essayer de les résoudre avec vous.

En effet, seul un entretien prolongé, voire répété un certain nombre de fois, permet de cerner les causes des problèmes émotionnels, et il n'est pas question dans cet ouvrage de pratique quotidienne d'aborder ces sujets trop complexes. Il est cependant des situations exceptionnelles, survenant dans la vie d'un sujet en bon équilibre, qui provoquent des réactions néfastes ou douloureuses. C'est le cas par exemple du trac avant une épreuve, des suites d'un deuil subit, d'une insomnie passagère, des terreurs nocturnes chez l'enfant... Un chapitre spécial sera consacré à la douleur en général et à l'énurésie (pipi au lit).

L'anxiété, les troubles du comportement chez l'adulte ou chez l'enfant, les névroses et les dépressions nerveuses font partie du champ d'action de l'homéopathie, mais nécessitent des traitements de longue durée que seul votre médecin homéopathe, parfois aidé de l'avis d'un psychiatre, peut établir.

1. Le trac

a) Description

C'est une forme particulière d'anxiété qui se manifeste vis-à-vis d'un événement précis. Le trac est une anxiété *d'anticipation* avant une épreuve (examen, compétition sportive, spectacle...) et correspond à la réponse normale de l'organisme dans une situation de stress. Ses manifestations sont de deux ordres :

— **Nerveuses** : sensation de peur, voire d'angoisse, impression d'échec *a priori*, manque de confiance en soi.

— **Physiques** : palpitations cardiaques, rougeur ou pâleur, tremblements, sueurs, contractions musculaires, douleurs intestinales, diarrhées, envies fréquentes d'uriner, etc., en fonction du terrain de chacun.

Le trac est une réaction normale d'adaptation de l'organisme à une situation exceptionnelle. En cela il est bénéfique, car il permet à chacun de mobiliser le maximum de son énergie et de sa concentration en vue de l'épreuve, donc de donner le meilleur de lui-même. C'est un « dopant » naturel. Cependant, dans un certain nombre de cas, cette réaction positive dépasse son but et devient si intense qu'elle se retourne contre le sujet lui-même, créant le tableau ci-dessus. Le trac est comme les substances médicamenteuses utilisées en homéopathie : à petite dose il est bénéfique, à forte dose il est néfaste.

b) Les gestes à faire

Ils sont simples ; il s'agit essentiellement de se calmer par des moyens naturels : exercices de concentration, et surtout d'inspiration et d'expiration profonde qui permettent au moins de réduire les manifestations physiques du trac. Il se produit alors un effet de rétroaction, c'est-à-dire qu'en supprimant les manifestations physiques de la peur, on arrive à supprimer la peur elle-même.

c) Les gestes à ne pas faire

Ce sont surtout la prise de médicaments sans avis médical. Proscrire absolument tous les tranquillisants (qui diminuent aussi bien les capacités intellectuelles que physiques) et les amphétamines (qui créent une euphorie artificielle et « déconnectent » le sujet de la réalité). De même, la caféine et tous les autres excitants ne permettent pas de se mettre en « sur-régime », mais dispersent plutôt les efforts et l'attention.

Un bon sommeil la veille de l'épreuve est le plus sûr des dopages...

d) Les médicaments homéopathiques

Un certain nombre de substances à usage homéopathique reproduisent les symptômes physiques et nerveux du trac. Leur avantage est de ne pas entraîner de somnolence et de ramener le sujet à un état d'équilibre. Ils minimisent les manifestations pathologiques tout en gardant les effets positifs. Un médicament homéopathique est toujours un *régulateur*. Citons :

Gelsemium, le plus connu d'entre tous. Ce remède correspond au *trac avec inhibition*, c'est-à-dire que le sujet est paralysé par la peur. Il n'a plus aucune réaction, ne peut aligner deux idées ; il ressent une sensation d'abrutissement avec tête lourde et somnolence. Physiquement, il tremble, peut avoir un visage rouge et transpire abondamment malgré les frissons. Avant l'épreuve, il est souvent l'objet d'une diarrhée émotive et d'envies fréquentes d'uriner. C'est l'image classique de l'étudiant qui a bien travaillé mais qui oublie tout ce qu'il a appris au moment de l'examen. Devant un tel tableau, prendre GELSEMIUM 30 CH, 1 dose par semaine avant l'épreuve et le matin de l'examen.

Ignatia est indiqué chez les sujets dont l'émotivité se manifeste de façon *paradoxale* et sous forme de *spasmes*. Ce type de réactions correspond à des personnalités particulières. Le sujet ressent des contractions dans divers points du corps : palpitations cardiaques, boules dans la gorge comme une envie de pleurer, nœuds sur l'estomac, colites avec sensations de torsion intestinale, nausées, profonds soupirs, bâillements à répétition... Ces spasmes peuvent changer de place à tout moment et leurs modalités d'amélioration ou d'aggravation sont paradoxales, c'est-à-dire illogiques : ainsi les nausées, les contractions de l'estomac seront améliorées en mangeant, l'intolérance à la fumée du tabac ne se produit pas si c'est le sujet lui-même qui fume, etc. IGNATIA est un remède d'hypersensibilité et de somatisation. Devant ce tableau, il est bon de prendre IGNATIA 15 CH, 5 granules une à deux fois par jour selon l'intensité des symptômes, associé ou non à GELSEMIUM.

Kalium bromatum est un remède moins souvent employé. Il correspond aux sujets dont le trac s'extériorise par une agitation constante des mains et des pieds, et qui se rongent les ongles jusqu'au sang. Prendre alors KALIUM BROMATUM 15 CH, 5 granules chaque soir au coucher pour traiter l'insomnie fréquemment associée.

2. Les chocs émotionnels

On désigne sous ce nom tous les traumatismes psychiques qui peuvent survenir chez un sujet en bonne santé et qui viennent de son environnement : deuil subit, licenciement, accident de voiture, peur intense... Là encore, il n'est pas question de remplacer le rôle indispensable du médecin traitant, mais de faire face dans l'immédiat à une situation exceptionnelle.

Les suites de ces traumatismes engendrent des symptômes qui sont souvent proches de ceux du trac, et on pourra se référer au chapitre ci-dessus : si les symptômes sont les mêmes, c'est-à-dire si le mode réactionnel du sujet est identique, les mêmes médicaments homéopathiques seront indiqués.

C'est ainsi qu'on trouve souvent dans ces circonstances l'indication de GELSEMIUM, d'IGNATIA avec leur tableau clinique particulier. La posologie, dans ce cas, sera la même que dans le trac. On pourra trouver en outre l'indication de :

Phosphoricum acidum qui convient aux sujets ayant subi un choc moral grave provoquant chez eux une prostration complète avec indifférence à l'entourage, fatigue intense, somnolence le jour mais insomnie la nuit. Leur activité intellectuelle est ralentie, ils ont des trous de mémoire. Donner dans ce cas PHOSPHORIC ACID 15 CH, 5 granules deux fois par jour au réveil et au coucher.

Opium est assez proche par son hébétude et sa lenteur intellectuelle. Il s'en distingue cependant par une augmentation de l'acuité auditive et une diminution de la sensibilité à la douleur. Il est indiqué dans toutes les suites de chocs affectifs graves. Prendre OPIUM 15 CH, 5 granules une fois par jour.

Sepia correspond, après le même type de cause, aux malades qui ont tendance à se replier sur eux-mêmes et à broyer du noir. Ce pessimisme exagéré est accompagné de pleurs et de soupirs entrecoupés par une agressivité pour l'entourage. Prendre SEPIA 15 CH, 5 granules chaque jour en attendant l'avis de votre médecin homéopathe.

Staphysagria est le médicament de tous les indignés, les refoulés, tous les gens qui n'ont pas la possibilité de donner libre cours à leur colère et sont obligés de la garder pour eux. C'est le remède de la vexation, du poing dans la poche. Exemple : l'employé injustement réprimandé qui ne peut répondre à son chef, ou l'enfant puni à tort. Cette colère rentrée va se manifester par des tremblements, des douleurs diverses (à l'estomac), parfois par des brûlures urinaires ou toute autre manifestation psychosomatique. Prendre dans ce cas STAPHYSAGRIA 15 CH, 5 granules au coucher.

3. L'insomnie

a) Une approche globale

Le sommeil est une fonction aussi naturelle que celle de manger, boire, marcher, respirer... Toutes ces fonctions ne nécessitent pas, sauf maladie grave, d'aide médicamenteuse pour s'accomplir. Or, on est effrayé actuellement par les énormes quantités de tranquillisants qui sont consommés dans nos pays « civilisés ». Des statistiques récentes ont montré qu'un Français sur trois prenait plus ou moins régulièrement des tranquillisants ou des hypnotiques pour se sentir bien dans sa vie ou pour dormir !...

Il faut considérer le sommeil à la fois comme une fonction et comme un témoin. La *fonction* du sommeil est de permettre au système nerveux de récupérer sa fatigue de l'état de veille. Elle est indispensable à son activité normale.

Le sommeil-*témoin* montre, s'il est perturbé, que le système nerveux fonctionne mal, y compris dans la journée. C'est lui aussi un signal d'alarme, au même titre que la fièvre, la douleur, etc. On conçoit donc que, s'il est illogique de faire tomber la fièvre aveuglément sans savoir ce qu'elle recouvre, il soit tout aussi absurde de prendre des médicaments qui font dormir « de force » sans chercher à savoir ce que cela cache.

Une bonne approche des problèmes d'insomnie est une **approche globale** de l'ensemble des perturbations du terrain, physique et nerveux, ce qui est réalisé lors d'une consultation homéopathique.

On comprendra donc que ce chapitre de la thérapeutique soit réduit au strict minimum, c'est-à-dire aux cas où l'insomnie est occasionnelle et peut se rattacher à un événement précis. Dans tous les autres cas, ou si le problème persiste, il faudra toujours consulter son médecin.

b) Les gestes à faire

Face à ce problème, ils sont tirés du simple bon sens, mais il n'est peut-être pas inutile de les rappeler :

— Se coucher suffisamment tôt. La France dort tous les soirs devant sa télévision, ce qui est inconfortable et non réparateur. Au moment d'aller se coucher, les mouvements et le froid du déshabillage réveillent le sujet qui met beaucoup plus longtemps à s'endormir.

— Les tisanes sédatives après le repas du soir peuvent avoir un certain intérêt. Se méfier du tilleul-menthe qui a au contraire un effet excitant.

— Ne pas trop chauffer la chambre, et si possible pas du tout. Le sommeil vient toujours au moment où le corps se réchauffe après avoir été refroidi par le déshabillage. Cette montée de température est un facteur important pour l'endormissement.

— Essayer de faire le vide dans son esprit et en chasser les soucis ou les émotions excitantes, heureuses ou malheureuses.

— En dernier recours, lire quelques pages de ce livre (1)...

c) Les gestes à ne pas faire

Ils ont été évoqués plus haut : il ne faut pas prendre de médicaments hypnotiques qui forcent le système nerveux à dormir, sauf en cas de force majeure : deuil, souci très important, décalage horaire des voyageurs... De toute façon, ils seront pris de façon très occasionnelle et jamais répétés deux nuits de suite.

d) Les médicaments homéopathiques

Ce sont ceux qui correspondent à une situation donnée et récente ayant engendré un trouble du sommeil. La plupart des médicaments homéopathiques ont une double polarité (physique et nerveuse) et sont choisis en fonction du terrain de chacun. On pourra cependant, dans un premier temps, essayer :

---

1. Voir également l'ouvrage de Pierre Fluchaire : *Bien dormir pour mieux vivre* (épuisé).

Coffea tosta : le café est bien connu pour être responsable d'insomnies chez la plupart des gens. Selon le raisonnement de similitude, il sera donc indiqué dans les insomnies avec énervement, afflux d'idées excitantes, absence totale de sommeil malgré la fatigue. On le prendra en 9 CH (5 granules au coucher) et, en cas d'échec, il sera bon de le prendre en 15 CH (5 granules au coucher).

Nux vomica est également un remède d'insomnie avec quelques caractéristiques propres : le sujet s'endort bien et vite, mais se réveille au milieu de la nuit, vers 2 ou 3 heures du matin, et repense à tous ses soucis, en particulier professionnels. C'est le médicament des gens surmenés et sédentaires à grosses responsabilités. Le sujet tourne en rond (ou travaille) une partie de la nuit, et le sommeil revient au moment où il doit se lever. Ce remède est particulièrement indiqué chez les gens ayant abusé de café, d'alcool ou d'excitants divers. Devant un tel tableau, prendre NUX VOMICA 9 CH (ou 15 CH si nécessaire), 5 granules un peu avant le coucher.

Chamomilla est plus spécialement utile chez les enfants, et particulièrement les nourrissons au cours des poussées dentaires, qui sont douloureuses et mal supportées. Ils manifestent alors un caractère irascible et des colères au milieu de la nuit, ce qui est bien différent de l'enfant qui a peur (voir plus loin). Son agitation se calme tout de suite si on le prend dans les bras et qu'on le berce. Donner CHAMOMILLA 15 CH, 5 granules au coucher, et au cours de la nuit si nécessaire.

Kalium phosphoricum est indiqué chez les personnes « trop fatiguées pour dormir », dont l'énervement ne se manifeste que la nuit et qui sont somnolentes le jour. Ces somnolences diurnes s'accompagnent de difficultés intellectuelles, de pertes de mémoire et, de façon plus générale, d'une diminution du tonus avec irritabilité. Très fréquentes chez les adolescents surmenés par leurs études, on leur donnera en 9 CH (15 CH si nécessaire), 5 granules au coucher.

Passiflora est une plante dont les vertus phytothérapiques sédatives sont bien connues. A mi-chemin entre la tisane et le tranquillisant, son effet est direct au contraire des médicaments homéopathiques. On en prend 20 gouttes le soir au coucher en TM (teinture mère). Il existe également une spécialité appelée PASSIFLORA COMPOSÉ qui a sensiblement les mêmes effets. Penser à le diluer chez l'enfant, car les teintures mères ont un excipient alcoolique...

Cette liste volontairement limitée doit vous aider dans les cas courants. Si vous souffrez d'insomnie chronique, seule la rééquilibration globale du terrain pourra vous aider à résoudre ce problème, avec l'aide de votre médecin homéopathe.

4. Les terreurs nocturnes chez l'enfant

a) Les grandes règles à respecter

C'est un cas particulier d'insomnie qui mérite un chapitre à part, car les gestes préventifs et la bonne compréhension du phénomène sont beaucoup plus importants que les solutions homéopathiques. Il faut d'abord savoir que tous les enfants sont par nature anxieux. Le rythme de vie actuel, les horaires des parents, le « stress » de l'école pour les plus scrupuleux, l'obligation de tout faire vite sont autant de facteurs qui prédisposent à l'anxiété déjà naturelle chez eux. Celle-ci se manifeste sous des formes variées, allant de l'enfant insupportable le jour, aux problèmes de comportement scolaire, en passant par les terreurs nocturnes. Un enfant, surtout les plus petits, a avant tout *besoin d'être sécurisé.*

Quelles sont les *grandes règles* à appliquer pour parvenir à le rassurer ?

— **L'ambiance familiale** est certainement le facteur le plus important. Il est bien évident que des parents nerveux, anxieux, coléreux, supportant mal le bruit et explosant pour un rien ne peuvent prétendre à avoir des enfants sereins. De même, les disputes entre parents devant les enfants, même très petits, sont toujours mal interprétées : toujours ressenties comme violentes, parfois grossies dans leur importance, elles donnent à l'enfant l'impression d'une cassure de la cellule familiale qui est génératrice d'angoisse. L'instinct d'un nourrisson est très développé dans ce domaine.

Une ambiance générale de calme dans la famille, avec des parents maîtres de leurs nerfs et de leurs réactions, est un premier pas dans le traitement des terreurs nocturnes.

— **L'éducation** dans son ensemble est aussi un élément très important. Sans vouloir faire un traité de psychologie infantile, on doit savoir qu'un enfant qui fait tout ce qu'il veut sans jamais rencontrer de résistance est très anxieux : il lui faut absolument des limites afin de pouvoir organiser sa personnalité en opposition à ses parents (rôle parfois ingrat, mais qu'il faut savoir assumer). L'argument du « refoulement » face à l'interdit ne tient pas si on le pousse trop loin. Comme souvent, la vérité se situe dans le juste milieu, entre une éducation trop rigide (qui étouffe) et une éducation trop laxiste (qui angoisse).

— **Se coucher tôt**, aux environs de 20 heures à 20 h 30, permet à un enfant scolarisé d'avoir un temps de sommeil suffisant. En fonction de l'âge, il semble qu'un minimum de 10 heures de sommeil soit nécessaire pour une bonne récupération. Il se passe chez l'enfant ce qui se passe chez l'adulte : si ce temps est insuffisant, il sera d'autant plus fatigué, donc énervé, dans la journée et cet énervement l'empêchera de dormir la nuit suivante. C'est un cercle vicieux classique.

— **La télévision** est un des facteurs les plus fréquemment retrouvés dans les terreurs nocturnes des enfants. Il suffit de regarder certains dessins animés mettant en jeu des monstres, des situations angoissantes pour s'en convaincre. On doit savoir que les enfants aiment beaucoup « se faire peur » dans la journée, en présence des adultes. Mais la nuit, ces mêmes thèmes reviennent sous forme de cauchemars. Il sera donc beaucoup plus utile de leur lire ou de leur inventer une histoire au coucher, dont le loup sera absent...

— **Les sirops hypnotiques** que l'on donne un peu trop facilement pour se débarrasser du problème ne règlent en rien les insomnies. Chez un certain nombre d'enfants on obtient même un effet paradoxal, c'est-à-dire qu'ils sont au contraire excités par ces médicaments. Ils entraînent en outre — comme chez l'adulte — un état d'accoutumance et de dépendance qui fait qu'il est très difficile de l'arrêter. Des études récentes ont montré qu'ils prédisposaient à la toxicomanie...

b) Les médicaments homéopathiques

Si, malgré ces règles de base, votre enfant a encore des insomnies avec terreurs la nuit, vous pouvez essayer, avant de demander l'avis de votre médecin, les médicaments suivants :

Stramonium correspond aux cauchemars chez l'enfant, à thèmes effrayants qui le font crier ou pleurer la nuit avec de grands mouvements *sans se réveiller*. Si on le réveille à ce moment, il met un certain temps à reconnaître ses parents et la pièce où il se trouve. Ces enfants réclament toujours une veilleuse pour s'endormir. Donner STRAMONIUM 9 CH, 5 granules avant le coucher (et avant le brossage des dents) et, si nécessaire, STRAMONIUM 15 CH à la même posologie.

Kalium phosphoricum est le médicament des enfants « trop fatigués pour dormir » et dont l'irritabilité s'exprime surtout la nuit, alors qu'ils sont somnolents le jour. Ils sursautent au moindre bruit et vivent des cauchemars effrayants à thèmes variés. Ils sont sujets aux maux de tête et à la fatigue scolaire le jour. Donner KALIUM PHOS. 9 CH, 5 granules au coucher.

Lachesis est utilisé si les cauchemars ont toujours les mêmes sujets : la mort ou des personnes décédées, et les serpents. Ce médicament est souvent utilisé chez les enfants jaloux de l'arrivée du petit frère ou de la petite sœur, et qui manifestent inconsciemment le rejet de l'intrus par des terreurs nocturnes. Donner LACHESIS 30 CH, 1 dose par semaine, ou LACHESIS 9 CH, 5 granules chaque soir au coucher.

Ignatia correspond aux insomnies par nervosité excessive, se traduisant par des spasmes variés (maux de ventre, boules dans la gorge, douleurs dans le dos...) qui sont améliorés par la distraction. Ces enfants poussent de profonds soupirs, bâillent fréquemment et sont facilement irritables. Ils sont également peureux et ont besoin d'une lumière pour s'endormir. Donner IGNATIA 9 CH ou 15 CH, 5 granules un peu avant le coucher.

Passiflora sert de sédatif « phytothérapique » chez les enfants dont on ne retrouve aucune des caractéristiques ci-dessus. Son action est cependant plus douce que celle des médicaments classiques. On en fera prendre 20 gouttes au coucher, dans un peu d'eau minérale non gazeuse.

5. L'énurésie

On appelle ainsi le fait de faire pipi au lit, à un âge où la plupart des enfants sont propres la nuit. Ce problème est très fréquent et souvent très mal ressenti par l'enfant et par ses parents. Il convient de l'aborder avec tact et d'essayer de bien analyser ce qui se passe pour trouver une solution.

Il faut avoir présent à l'esprit que l'énurésie est toujours un **problème relationnel**, traduisant une situation de conflit avec l'entourage (les parents en général, ou l'école). Ce malaise n'est pas exprimé consciemment la plupart du temps ; il est refoulé dans l'inconscient, accompagné d'un sentiment de culpabilité. C'est cet inconscient qui s'exprime la nuit, sous forme d'énurésie. On voit donc qu'il s'agit d'un problème très complexe qui ne peut se résoudre à l'aide de quelques médicaments miracles ou de méthodes extérieures.

a) Les gestes à ne pas faire

— **Disputer l'enfant** en essayant de le culpabiliser ou de lui faire honte. Il s'en charge très bien tout seul. A l'inverse, une attitude trop compréhensive ne sera pas comprise. Le mieux est d'avoir une attitude proche de l'indifférence et de considérer cela comme une étape nécessaire de l'évolution d'un enfant. Éviter à tout prix de dramatiser le problème et de mettre l'enfant dans une situation de conflit permanent avec sa mère.

— Le **bilan urologique complet** avec « radio des reins » et analyse d'urines qui est normal dans 99 % des cas, et qui aboutit à une conclusion diagnostique curieuse de « faiblesse de vessie ». C'est passer complètement à côté du vrai problème que de se fixer sur l'aspect strictement urinaire.

— Les **méthodes plus ou moins agressives** du genre sonnerie si l'enfant se mouille, ou réveil toutes les 2 heures pour l'emmener aux toilettes n'ont pas d'efficacité à long terme car, elles non plus ne tiennent pas compte du vrai problème qui est, rappelons-le, purement psychologique.

— Les **médicaments classiques** utilisés dans l'énurésie sont, ou bien inefficaces (les vitamines E) ou bien disproportionnés (les antidépresseurs). Là encore, il faut se rappeler que la solution ne peut venir que de l'enfant lui-même, et que toute solution « de force » venant de l'extérieur ne résout pas la question.

b) Les gestes à faire

— Avant tout, en parler à votre médecin, le seul capable de chercher avec vous la cause de l'énurésie ou de vous orienter vers la consultation d'un psychologue ou psychiatre infantile. Ce dernier nous est souvent très utile pour retrouver la racine du mal et expliquer aux parents l'attitude adaptée à chaque cas. Il ne faut en aucun cas craindre le contact avec ces spécialistes, dont l'expérience permet presque toujours de ne pas avoir recours à des médicaments. Quelques entretiens, quelques conseils aux parents suffisent en général pour régler le problème.

— Expliquer à l'enfant, surtout s'il est motivé, que la disparition de son énurésie est avant tout une question de décision que *lui seul* peut prendre et qu'aucun adulte ne peut lui imposer. Une envie *sincère* de s'arrêter est un pas fondamental vers la guérison.

— Éviter de trop boire après 17 heures facilite les choses, mais n'est pas indispensable.

— Traiter homéopathiquement les éventuelles terreurs nocturnes ou les cauchemars est également utile, mais c'est surtout un traitement de fond personnalisé qui permettra, en retrouvant l'**équilibre global** psychique et somatique, de résoudre définitivement le problème. Il n'y a pas de recette dans ce domaine.

6. La douleur

a) Les symptômes

La douleur est un symptôme désagréable qu'il convient de bien analyser avant de la traiter. Sa signification est celle d'un **symptôme d'alarme**, au même titre que d'autres symptômes comme la fièvre, l'inflammation, la toux... auxquels elle est souvent associée. A ce titre, on peut considérer que la douleur est quelque chose d'utile, car elle indique une rupture d'équilibre ou un mauvais fonctionnement local ou général. Elle a pour but d'obliger le sujet qui ressent une douleur à agir pour faire cesser sa cause.

Dans certains cas, la douleur est considérée comme une fatalité, car on connaît bien la cause, on se soigne, mais la douleur persiste tant que le problème n'est pas réglé (arthrose, traumatisme...). C'est pourquoi des médicaments sont utiles pour améliorer le confort du malade.

Il existe de très nombreuses variétés de symptômes douloureux, c'est pourquoi il sera souvent utile d'établir une **classification** et une **qualification**. On pourra, par exemple, souffrir de douleurs névralgiques, inflammatoires, spasmodiques pour la classification, et de douleurs brûlantes, élançantes, pesantes, piquantes, pinçantes, tordantes (les moins drôles), etc., pour la qualification.

On comprend donc que la plupart des médicaments homéopathiques sont impliqués dans un symptôme douloureux, et qu'ils seront choisis en fonction du diagnostic et du mode réactionnel propre du malade. Bien qu'il soit impossible d'en faire une étude complète, on peut en sélectionner quelques-uns qui seront plus spécialement adaptés à la douleur en général. Il est bien entendu que si ces médicaments ne montrent pas leur efficacité dans des délais raisonnables, il sera tout à fait légitime d'avoir recours à des médicaments classiques dont l'efficacité est constante en fonction de la dose, et dont les effets secondaires passent dans ce cas au second plan.

b) Les douleurs névralgiques

Elles sont l'expression de la souffrance d'une zone ou d'un organe, qui s'exprime par l'irritation d'une racine nerveuse. Citons comme exemple les douleurs dentaires, les sciatiques, les traumatismes, les névralgies faciales ou intercostales...

Hypericum a déjà été vu dans les traumatismes, les douleurs dentaires après extraction... Ce médicament correspond aux douleurs neurologiques qui suivent le trajet du nerf, en allant de la périphérie vers le centre, c'est-à-dire vers la racine du membre. Les douleurs sont élançantes, continues, aggravées par la moindre secousse. Prendre HYPERICUM 30 CH, 5 granules toutes les 2 heures. Espacer les prises selon amélioration.

Kalmia latifolia est lui aussi impliqué dans les douleurs rhumatismales et neurologiques, suivant les trajets nerveux, mais, à l'inverse du précédent, les douleurs vont du centre vers la périphérie (exemple sciatique). C'est aussi un bon remède de névralgie faciale droite, avec douleur de l'œil et de l'orbite droits. Prendre KALMIA LATIFOLIA 15 CH, 5 granules quatre fois par jour.

Coffea tosta est un médicament utile chez les gens qui ne supportent pas la moindre douleur. Ces sujets sont alors atteints de tremblements, de cris et d'une agitation physique et nerveuse intense avec insomnie. Très utile dans les douleurs dentaires calmées par l'eau froide. Prendre COFFEA 15 CH, 5 granules quatre fois par jour jusqu'à amélioration.

Chamomilla a déjà été vu à propos des poussées dentaires chez le nourrisson. Il peut être également indiqué chez l'adulte hypersensible, comme COFFEA, mais son comportement est différent. Alors que le sujet justiciable de COFFEA sera triste et déprimé, CHAMOMILLA sera au contraire coléreux, grossier pendant la douleur. Les vibrations dans leur ensemble améliorent les symptômes (voiture, promenade, télévision, radio...) ainsi que la chaleur. Prendre CHAMOMILLA 15 CH, 5 granules quatre fois par jour, en espaçant selon amélioration.

c) Les douleurs spasmodiques

On appelle ainsi des douleurs accompagnées de spasmes, c'est-à-dire de contractions d'organes creux (estomac, intestin...) ou de muscles. On parle aussi de douleurs « crampoïdes » à cause de leur analogie avec les crampes musculaires. Toutes ces douleurs doivent obligatoirement être reliées à un diagnostic pour éviter de passer à côté d'une affection grave. En cas de spasmes isolés (colites par exemple), on pourra essayer :

Cuprum metallicum que nous avons déjà vu dans les crampes musculaires (voir chapitre *Traumatismes*) est un médicament de toutes les contractures violentes à début et à fin brusques, avec une sensation de torsion de l'organe intéressé. Prendre alors CUPRUM 9 CH, 5 granules toutes les 2 heures. Espacer les prises selon amélioration.

Colocynthis est également un bon médicament de douleur spasmodique avec une modalité précise : l'amélioration si le sujet se plie en deux ou s'appuie fortement sur la zone douloureuse. Dans ce cas, prendre COLOCYNTHIS 9 CH, 5 granules toutes les heures, en espaçant selon amélioration.

Dioscorea correspond au tableau inverse du précédent. Les douleurs spasmodiques sont également très violentes, mais le sujet est amélioré s'il se cambre en arrière, ou s'il se couche à plat sur le dos. Prendre alors DIOSCOREA 9 CH, 5 granules toutes les 2 heures.

Belladona est le médicament du premier stade inflammatoire avec fièvre et spasmes dans de nombreux territoires. Nous l'avons déjà rencontré souvent au cours de ce livre ; rappelons qu'il est indiqué sur la notion de spasme très localisé (colique néphrétique, colique hépatique), d'inflammation à début brutal, d'hypersensibilité des organes des sens. Prendre BELLADONA 9 CH, 5 granules toutes les heures, en espaçant très vite selon amélioration.

CHAPITRE XIV

Divers

1. Les jambes lourdes

Un grand nombre de personnes se plaignent, après une journée de travail ou après une station debout prolongée, d'avoir des lourdeurs de jambes. Ces troubles sont aggravés l'été ou par toute forme de chaleur (chauffage par le sol). Les voyages en avion ont un rôle aggravant certain, ainsi que la vie sédentaire.

Nous éliminons volontairement de ce chapitre toutes les causes ne relevant pas de l'homéopathie comme les varices irréversibles, l'obésité…

a) Les gestes à faire

— Il est bon d'avoir un minimum d'activité physique. Il est préférable qu'elle soit courte et régulière (une demi-heure de marche ou de vélo par jour), plutôt qu'irrégulière et intensive (une journée de ski chez une personne non entraînée).

— Éviter la surcharge pondérale en ayant une alimentation saine et équilibrée associée à de bonnes règles d'hygiène de vie.

— Surélever les jambes aussi souvent que possible.

— Se passer les jambes sous l'eau froide diminue l'intensité des symptômes.

b) Les médicaments homéopathiques

Vipera est indiqué pour des douleurs piquantes et brûlantes des jambes, améliorées par la position surélevée. Prendre VIPERA 9 CH, 5 granules quatre fois par jour.

Hamamelis est un bon remède de système veineux en général. Il est indiqué ici sur la notion de jambes lourdes et enflées, avec sensation de tension douloureuse interne. Prendre HAMAMELIS 6 DH, 20 gouttes avant chacun des trois repas.

Arnica correspond à des douleurs de meurtrissure, ressenties en cas de fatigue musculaire ou de stase veineuse, c'est-à-dire du ralentissement de la circulation du sang (station debout prolongée et immobile). Prendre ARNICA 9 CH, 5 granules quatre fois par jour.

2. Le mal des transports

a) Pathologie

Il peut se manifester chez certaines personnes prédisposées utilisant la voiture, le bateau ou l'avion. Les sujets concernés se sentent tout d'abord fatigués et ont une sensation de malaise général avec pâleur, sueurs froides. Ensuite ils se mettent à saliver abondamment, à avoir des nausées puis des vomissements avec impression de s'évanouir. Ce tableau peut se compléter de vertiges et de maux de tête. Il est recommandé classiquement de manger normalement avant le départ.

Les personnes sensibles au mal des transports sont souvent fragiles sur le plan digestif et nerveux. Il est alors bon d'associer aux médicaments homéopathiques du mal des transports le médicament qui correspond le mieux à leur hypersensibilité émotionnelle (GELSEMIUM, NUX VOMICA et IGNATIA sont parmi les plus fréquents).

b) Les médicaments homéopathiques

Tabacum est très fréquemment prescrit. Les symptômes expérimentaux de ce médicament correspondent parfaitement à ceux observés lors du mal des transports : pâleur avec sueurs froides, hypersalivation, puis nausées et vomissements, impression de défaillance. Prendre TABACUM 9 CH, 5 granules 1 heure avant le départ et au moment des nausées.

Ipeca est indiqué lorsque les vomissements ne soulagent pas les nausées. Par ailleurs le malade n'a pas soif, il salive abondamment, sa langue est propre ou peu chargée. Prendre IPECA 9 CH, 5 granules 1 heure avant le départ et au moment des nausées.

Borax correspond à un patient pâle et nauséeux, sujet aux vertiges. Ses symptômes sont aggravés par les mouvements de tangage en bateau et les mouvements brutaux de chute (trous d'air en avion). Prendre BORAX 9 CH, 5 granules en cours de voyage.

Cocculus est indiqué devant des nausées et vomissements accompagnés de violents vertiges et d'une grande fatigue. Le malade a une impression de genoux qui lâchent ou que son cou ne soutient plus sa tête. Prendre COCCULUS 9 CH, 5 granules au moment des troubles.

Lycopodium : ce remède trouve une bonne indication chez les enfants enclins aux troubles digestifs et aux crises d'acétone. Il sera donné à raison d'une dose en 9 CH avant le voyage.

CHAPITRE XV

L'amaigrissement

S'il est un problème qui préoccupe beaucoup nos contemporains, c'est bien celui de l'excès de poids. Les journaux féminins en parlent chaque semaine et chacun a son procédé miracle pour maigrir sans effort, sans régime, sans médicament !... Pourtant les choses sont simples, et il suffit de connaître quelques lois biologiques de base et de les appliquer pour arriver à contrôler son poids sans difficulté. Une douzaine d'années d'expérience dans ce domaine nous ont montré que l'efficacité de la cure d'amaigrissement comportait trois volets d'importance inégale, mais nécessaires tous les trois :

— un traitement (le moins important) ;
— l'activité physique (beaucoup plus intéressante) ;
— un régime (fondamental).

Trop de gens croient encore qu'il suffit de prendre quelques médicaments pour maigrir, et que le problème sera résolu pour toujours. C'est une idée fausse qu'il faut absolument combattre, pour plusieurs raisons. Il existe plusieurs types de traitements « amaigrissants » :

1. Le traitement classique

Il fait appel en particulier aux diurétiques, aux anorexigènes (les coupe-faim), aux extraits hormonaux thyroïdiens, pancréatiques ou hypophysaires, aux tranquillisants, aux médicaments agissant sur les graisses, etc. Toutes ces substances ont une efficacité certaine, mais **il faut les proscrire** pour plusieurs raisons :

— La première est due à leurs effets secondaires parfois très importants. C'est ainsi que les *diurétiques*, qui font uriner plus que ne le nécessite l'organisme, ne traitent pas du tout la « rétention d'eau » dont se plaignent les femmes avant les règles, mais ont tendance à diminuer le volume circulant, c'est-à-dire à « assécher » l'organisme. Il en résulte une augmentation naturelle de la soif qui fait reprendre tout ce que l'on a perdu en urinant.

Les *anorexigènes*, pudiquement appelés « modérateurs de l'appétit », sont pratiquement tous à base d'amphétamines, dont on connaît bien l'effet excitant mais qui sont générateurs d'angoisse et de dépression en retour. Ils sont d'ailleurs interdits au titre des produits dopants en pratique sportive.

Les *extraits hormonaux* sont également dangereux si on les utilise mal, car ils peuvent dérégler un ou plusieurs systèmes glandulaires, et leur prescription doit être réservée à des spécialistes (endocrinologistes).

Quant aux *tranquillisants*, on les donne en général pour contrebalancer les effets des amphétamines, mais ils peuvent entraîner des états de somnolence incompatibles avec une vie professionnelle active.

— La deuxième raison, presque plus importante que la première, est qu'il faut avoir à l'esprit que la solution des problèmes de poids ne passe *jamais* par un traitement et en général par une intervention extérieure. Il faut absolument prendre conscience que l'excès de poids est dû à une mauvaise alimentation et à une mauvaise hygiène de vie. Seul le traitement des causes aura une efficacité à long terme.

— Enfin, il y a toujours un moment où l'on est obligé d'arrêter de tels médicaments. Dans la mesure où l'amaigrissement n'est dû qu'à leur action, la reprise de poids est au moins aussi rapide que la perte. C'est ainsi qu'on voit des gens « accordéons » qui maigrissent et regrossissent sans cesse, devenant de plus en plus dépendants de leur « traitement amaigrissant ». On le voit, cette démarche n'est pas la bonne.

2. Les gélules

Il en existe de deux sortes :

— Certaines sont à base d'extraits d'ananas, de cosses de haricots, de plantes diverses connues pour leurs vertus amaigrissantes... Elles ont l'avantage de ne pas être toxiques, mais ont le même inconvénient que les traitements classiques, c'est-à-dire que les trois kilos perdus en trois jours seront repris en trois jours. Nous retrouvons l'accordéon et tous les inconvénients qu'il suppose, notamment au niveau de la peau.

— D'autres sont franchement perverses, car elles contiennent les mêmes médicaments potentiellement dangereux que ci-dessus (diurétiques, amphétamines, extraits thyroïdiens, etc.), mais écrits sous leur nom chimique, inconnu du grand public afin qu'on ne reconnaisse pas le médicament en cause. C'est un premier abus de confiance, dont les premiers à souffrir sont les pharmaciens honnêtes qui sont obligés, par la loi, de les fabriquer (au titre de la préparation magistrale). Un deuxième abus consiste à intégrer à la formule un médicament homéopathique comme SOLIDAGO 4 CH ou CHELIDONIUM COMPOSÉ, dont l'effet dans ce cas est nul, mais qui permet au prescripteur peu scrupuleux d'affirmer que ce sont des gélules « homéopathiques » !...

Il s'agit là d'une escroquerie intellectuelle (au moins) manifeste, qu'il convient de dénoncer, ce qui est chose faite.

3. Le traitement homéopathique

Le point le plus important à retenir est le suivant : **l'homéopathie n'a jamais fait maigrir personne de force.** Il n'existe pas de médicament capable de faire fondre les graisses, encore moins de « coupe-faim homéopathique ». N'attendez donc pas de cette thérapeutique qu'elle vous prenne par la main et règle votre problème à votre place. La démarche homéopathique est réaliste et responsable : elle peut vous aider, comme le ciel, mais il faut d'abord vous aider vous-même...

Cependant, il est exact que la notion de terrain dans ce domaine est importante : il y a des gens qui mangent n'importe quoi sans jamais grossir, et d'autres « à qui tout profite », ce qui est une injustice flagrante. C'est dans ce sens que l'homéopathie peut vous rendre service, non en changeant votre terrain, qui est d'origine génétique, mais en lui permettant de se régulariser, de mieux organiser ses métabolismes. Cette action est très lente, nécessite des traitements de longue durée et l'intervention d'un médecin homéopathe compétent. Vous ne trouverez donc ici aucun schéma thérapeutique, contrairement aux autres chapitres de cet ouvrage, et cela dans votre propre intérêt...

4. L'activité physique

a) Un volet indispensable

C'est le deuxième volet de la stratégie de l'amaigrissement, beaucoup plus important que le traitement. Cette partie est indispensable si l'on veut maigrir vite et bien. En effet, on appelle « métabolisme » l'ensemble des opérations qui se passent dans l'organisme pour utiliser les calories que nous mangeons : dégradation, stockage sous diverses formes, transformation en chaleur, en mouvement, etc. Ces opérations chimiques sont très complexes et il n'est pas question de les aborder ici. Qu'on se souvienne seulement que l'organisme fonctionne un peu comme une chaudière et qu'il est nécessaire, pour un bon équilibre, que les entrées de calories soient égales aux dépenses, en fonction des différents modes de vie de chacun.

Dans ce bilan, un déséquilibre en faveur des entrées aura pour conséquence une prise de poids, car l'organisme va stocker ce qui n'est pas utilisé, sous forme de graisses.

Pour maigrir, **il est indispensable d'avoir une activité physique suffisante**, car la vie sédentaire que nous menons tous est la cause n° 1 des prises de poids. On n'a jamais vu un sportif professionnel devenir obèse, car son entraînement lui permet de brûler au fur et à mesure toutes les calories qu'il emmagasine. Sans demander un tel effort à chacun de nous, il semble qu'un quart d'heure de gymnastique quotidienne le matin, avec assouplissement, abdominaux, flexions, extensions, etc. (tout le monde connaît ces mouvements) soit nécessaire. Il est parfaitement possible de l'intégrer aux gestes que nous faisons tous chaque matin, et la mise en forme de l'organisme peut être considérée comme aussi importante que la douche ou le maquillage.

b) La cellulite

En ce qui concerne le problème particulier de la cellulite, il est bon de faire chaque jour un quart d'heure de vélo d'appartement.

C'est le seul moyen véritablement efficace de la faire partir et de remodeler le corps des genoux jusqu'à la taille. Le vélo d'appartement est préférable au vélo classique, car on est sûr (quel que soit le temps, la paresse, l'envie de rester chez soi...) d'en faire en toutes saisons régulièrement.

La cellulite est souvent le résultat de problèmes circulatoires et hormonaux. Elle est composée essentiellement de graisses et d'eau qui ne réclament pas de grandes quantités d'oxygène, au contraire du muscle. C'est pourquoi les capillaires arrivant dans ce tissu sont souvent fermés, comme des barrages. Le vélo d'appartement a pour but d'ouvrir ces barrages et de permettre l'évacuation de l'eau par l'intérieur, ce qui est réalisé par l'échauffement musculaire sous-jacent. Pour être efficace, il n'est donc pas nécessaire de forcer en mettant le frein au maximum, ce qui fait des mollets de coureur cycliste, mais de pédaler *vite* pour activer la circulation. Une vitesse de 30 km/h sur le compteur, pendant un quart d'heure, au premier ou au deuxième cran est le moyen idéal.

c) Conditions d'efficacité

L'activité physique, pour être efficace, doit obéir à deux conditions :

— La **régularité** : un quart d'heure chaque jour est beaucoup plus utile que trois heures le dimanche. Le temps perdu ne se rattrape pas. Il faut donc s'organiser pour intégrer cela dans la vie quotidienne.

— L'**effort** est un goût que l'on a tendance à perdre avec l'âge et qui implique une légère souffrance. Les premiers temps, il est possible d'avoir quelques courbatures (prenez ARNICA). Cela ne doit pas vous décourager mais, au contraire, vous pousser à reculer un peu vos limites. Il est évident qu'au tout début il n'est pas nécessaire d'accomplir des exploits et qu'un sujet manquant totalement d'entraînement devra être prudent. Par la suite, les douleurs disparaissent pour faire place à la forme...

d) Les avantages de l'activité physique

Ils sont multiples mais peuvent être résumés en quelques points :

— Elle sert de **déclenchement à l'amaigrissement**. Il y a en chacun de nous une machine à maigrir qui ne demande qu'à fonctionner, car l'excès de poids est une rupture d'équilibre. Votre organisme ne demandera donc qu'à vous suivre, mais demande qu'on le mette en route, comme un moteur. C'est le rôle de la gymnastique de servir de starter.

— Elle **consomme les calories stockées** préalablement en les transformant en mouvement et en chaleur. C'est l'étape préliminaire indispensable qui brûle les excès antérieurs, mais il faudra continuer par la suite, une fois le poids idéal atteint. En effet, le bilan doit rester équilibré entre les entrées et les sorties !

— Elle permet de **maigrir harmonieusement** sur le plan esthétique. L'excès de poids est souvent localisé à certains endroits plus qu'à d'autres. Les mouvements spécifiques (exemple : les abdominaux pour perdre le ventre, ou le vélo contre la cellulite) vous permettront de maigrir là où vous le souhaitez. D'autre part, il est nécessaire de « retendre » la peau et les muscles au fur et à mesure que l'on maigrit, faute de quoi on risque de créer des « drapés » pas toujours souhaités.

— Elle vous mettra **en forme pour la journée.** Les mouvements de gymnastique permettent d'avoir une meilleure perception de son corps dans l'espace, et de retrouver un **équilibre** à la fois psychique et somatique perdu par l'excès de poids.

5. Le régime

C'est la clé de voûte de tout l'édifice, le troisième volet indispensable. **Il est impossible de maigrir normalement et durablement sans changer son alimentation**, et nous avons vu qu'aucun traitement, aucun moyen extérieur ne pouvait apporter de solution satisfaisante, car ils ne s'adressent pas aux causes, mais aux effets.

Quoi qu'on puisse lire dans tous les journaux à gros tirage que ce sujet passionne depuis longtemps, on doit savoir que l'être humain obéit à des lois biologiques immuables que l'on ne peut contourner, quel qu'en soit notre désir. Nous les subissons au même titre que le temps, le rythme des saisons et, en général, tous les cycles naturels.

Il vaut donc mieux les connaître et les utiliser à notre profit que de vouloir les changer ou les ignorer.

Notre alimentation, mis à part les vitamines, les sels minéraux et les fibres végétales, est composée de trois éléments fondamentaux qui sont les **glucides**, les **lipides** et les **protides**. Chacun de ces éléments apporte un certain nombre de calories qui sont diversement utilisées dans l'organisme. L'**eau** a également un rôle très important dans le métabolisme.

Il n'existe que deux façons de maigrir :

a) La première méthode

La plus utilisée consiste à manger de tout en quantité limitée, en comptabilisant le nombre de calories ingérées. Le but est d'arriver à un nombre de calories légèrement insuffisant pour les besoins, donc d'obliger l'organisme à puiser dans ses réserves graisseuses pour assurer la marche normale du métabolisme (en général, régime entre 1 200 et 1 500 calories). C'est la méthode préconisée par les diététiciens et les organismes spécialisés dans l'amaigrissement par les techniques de groupe (Maigrir-Union, Weight-Watchers...).

C'est une **bonne méthode théorique** qui respecte la variété de l'alimentation et calcule tout ce dont l'organisme a besoin pour ne pas être déséquilibré. Elle est étudiée par des gens sérieux et compétents et peut être poursuivie longtemps sans dommages. Elle propose en général des menus types que les patients n'ont qu'à suivre.

Elle a cependant un certain nombre **d'inconvénients** qui apparaissent à la lumière de l'expérience quotidienne :

— L'obligation de peser tout ce que l'on mange et de calculer la ration calorique quotidienne est assez compliquée, et un certain nombre de femmes qui travaillent n'ont pas le temps de faire plusieurs menus, pour elle-même, leur mari et leurs enfants. Une fois passée la première phase d'enthousiasme de début, elles se laissent progressivement aller et ne prennent plus le temps de faire les choses sérieusement.

— Le fait de diminuer la ration calorique entraîne obligatoirement une sensation de faim qui est ressentie désagréablement quand elle persiste trop longtemps. Il en résulte souvent un sentiment de frustration et une tendance aux troubles du caractère faite d'irritabilité, d'insomnies, parfois de dépression légère. Après un certain temps, variable selon la volonté de chacun, le sujet « craque » et se précipite sur tout ce qui est interdit (chocolat, pâtisseries). Il en résulte un sentiment de culpabilité qui vient encore aggraver les troubles du caractère.

— Chez certains sujets à l'activité professionnelle ou familiale importante, on observe parfois des chutes de tension, des vertiges, des malaises et, en général, un état de fatigue lié à l'hypoglycémie (chute du taux de sucre dans le sang). Cela est normal, car l'organisme met un certain temps à mobiliser les graisses pour les faire participer à l'économie générale. Cette fatigue est elle aussi une cause fréquente d'abandon des régimes.

— Enfin, ces régimes très stricts, s'ils sont efficaces, ne peuvent en pratique être réalisés sur de très longues périodes. L'expérience nous a montré que la plupart des gens, une fois qu'ils avaient maigri, recommençaient à manger « normalement » *(sic)* c'est-à-dire comme avant ; il en résulte mathématiquement une reprise de poids très rapide.

Cette méthode, qui est théoriquement la meilleure et la plus logique, a donc l'inconvénient d'être difficile à appliquer. Il en existe cependant une autre :

b) La deuxième méthode

Cette méthode de comportement alimentaire est basée sur une autre idée et un certain nombre de lois biologiques. Elle prend en compte le fait que toutes les calories n'ont pas la même valeur *qualitative* en fonction de leur origine. Selon leur nature, les calories apportées par les glucides, les lipides et les protides n'ont pas la même destinée dans l'organisme : certaines sont *stockables* sous forme de graisses, d'autres ne peuvent être stockées et se transforment en énergie d'autre nature (mouvement, chaleur) ou sont éliminées.

Il est donc nécessaire d'étudier un peu les différentes catégories alimentaires pour comprendre ces lois.

Les **glucides**, encore appelés sucres ou hydrates de carbone, sont une famille nombreuse qui comprend :

— Tout ce qui a un *goût sucré* : miel, confiture, bonbons, gâteaux, chocolat, etc. Ne pas oublier que tous les fruits sans exception sont sucrés.

— Tout ce qui contient ou est fait avec de la *farine* : pain, biscottes, pâtisseries, sauces...

— Tout ce qui est *féculent* ou *amidonné* : pâtes, riz, pommes de terre, marrons...

— Tout ce qui contient de l'*alcool* : vin, bière, cidre, apéritif, digestif, sauces au vin...

Cette famille chimique est en général subdivisée en *sucres rapides* (goût sucré) et *sucres lents* (farineux, féculents) en fonction de la vitesse que met l'organisme à les utiliser. Ils contiennent 4 calories au gramme et ont, comme destinée, d'être l'aliment du muscle, ce qui explique pourquoi les sportifs de haut niveau les utilisent largement, surtout avant les compétitions.

On doit cependant savoir que la plupart des gens sont sédentaires et qu'ils n'utilisent pas ces glucides pour leur activité musculaire. Ces aliments sont donc *stockés* sous forme de graisse, par l'action de l'insuline.

La conclusion qui s'impose est logique : pour maigrir, il faut dans un premier temps *supprimer totalement* les glucides sous quelque forme que ce soit, brûler ceux qui ont été stockés par l'activité physique, et ne les réintroduire que très prudemment dans l'alimentation une fois atteint le poids idéal. Il existe pour chacun de nous un seuil de tolérance, variable selon les individus. Au-delà de ce seuil, si les apports en glucides sont supérieurs aux dépenses, il est fatal de regrossir. C'est pourquoi nous vous encourageons vivement à continuer la gymnastique même après avoir maigri, car elle seule pourra vous permettre de remanger quelques glucides sans reprendre du poids.

N.B. : le fait de supprimer totalement les glucides cités plus haut ne vous mettra pas pour autant en état de carence, car ils sont quand même présents partout (légumes) sous d'autres formes. Ce qui est important, c'est de supprimer les aliments presque exclusivement composés d'hydrates de carbone.

Les **lipides** sont représentés par tous les aliments *gras*, soit purs (beurre, huiles, margarines), soit associés (viandes grasses, poissons gras, fromages gras, cacahuètes...), d'origine animale (beurre) ou végétale (olives...).

Ces lipides apportent 9 calories au gramme, soit deux fois plus que les glucides, et ce sont aussi des *calories stockables*. Chacun sait que les graisses font grossir et qu'il faut les supprimer. Cependant, la plupart des gens qui « se mettent au régime » ne font que supprimer les graisses et mangent « tout à l'eau », en remplaçant cela par une ingestion supérieure de glucides (en général sous forme de fruits : pommes...). C'est une erreur fondamentale, car on a vu que les glucides se transformaient eux aussi en graisses ! Il faut également savoir qu'un certain nombre d'aliments cachent une teneur en lipides parfois élevée : la viande contient en général 15 à 20 % de corps gras, alors que le poisson en contient beaucoup moins. Il faut donc être vigilant et ne pas exagérer sa ration lipidique.

Cependant, il apparaît que les graisses ne constituent pas vraiment le fond du problème, et qu'en général les gens ne grossissent pas parce qu'ils mangent trop gras, mais parce qu'ils mangent trop sucré au sens large. On doit savoir aussi que les graisses mangées en excès sont souvent **véhiculées par les glucides**. Exemple : on ne mange pas des pâtes toutes seules, mais on y rajoute du beurre, du fromage, des sauces tomates grasses qui font un plat très riche en calories toutes stockables.

Donc, pour maigrir, il n'est pas nécessaire de supprimer totalement les graisses, mais d'en manger le moins possible en étant raisonnable. Ainsi, on peut parfaitement mettre de l'huile dans sa salade (en évitant l'huile d'arachide), ou agrémenter ses haricots verts par une noisette de beurre frais ; le poids de lipides, dans ce cas, peut être considéré comme négligeable.

Les **protides** sont tous les aliments d'origine *animale* (viande, poisson, jambon, œufs...) et parfois *végétale* (soja, lentilles, levure de bière...). Les protides, encore appelés protéines, apportent comme les glucides 4 calories au gramme, mais ces calories ont une tout autre destinée dans l'organisme. Ce sont des éléments de structure qui servent surtout aux enfants pour grandir (les « briques » avec lesquelles on se construit) ou aux adultes pour le renouvellement permanent des tissus. Ces besoins de structure sont chez l'adulte assez peu importants, et les calories d'origine protidique *ne sont pas stockables*. Elles se transforment en chaleur, en énergie d'autre nature, mais ne peuvent se transformer en graisse.

Tout le principe de la deuxième voie pour maigrir est basé làdessus : les protéines n'étant pas stockables, on peut en manger tant que l'on veut sans risque de prendre du poids, ce qui change beaucoup de choses dans le suivi du régime. On doit comprendre qu'un steak de 200 grammes (non gras) apporte environ 900 calories, ce qui est beaucoup, mais que ces calories vont se transformer en mouvement, en chaleur et ne feront pas grossir. A l'inverse, un carré de chocolat, ou un morceau de sucre, qui apporte 20 calories stockables fait grossir !...

Les autres éléments alimentaires :

— L'*eau* est un élément fondamental, puisqu'il représente 70 % du poids du corps. Un régime amaigrissant doit toujours être accompagné d'une grande quantité d'eau qui permet aux organes d'élimination de faire leur travail. Si nécessaire, il faut se forcer à boire sans soif, au minimum 2 litres par jour. Le fait de les boire pendant ou entre les repas a peu d'importance, l'essentiel étant de boire un maximum. Naturellement l'eau sera consommée pure, car toutes les autres boissons sont sucrées ou alcoolisées donc riches en glucides rapides.

— Les *légumes*, verts de préférence, les salades, peuvent être consommés à volonté sans limitation de quantité. Ils n'apportent que peu de calories et sont surtout riches en fibres végétales (nécessaires au fonctionnement intestinal), en sels minéraux, en oligo-éléments et en vitamines. Il faut savoir que le persil et le chou sont plus riches en vitamine C que l'orange ou le citron. Vous ne risquez donc pas de carence dans ce domaine en supprimant les fruits. Le mode de cuisson respectera ces éléments et on préférera la vapeur qui a le mérite d'être plus digeste.

6. En résumé

En somme, l'amaigrissement ne devrait plus être un problème pour personne dans la mesure où l'on connaît et où l'on suit quelques règles simples :

Ne jamais avoir faim mais faire au contraire des repas copieux et équilibrés dans la journée. Ce que l'on mange le matin est toujours mieux utilisé que le soir. Il faut donc changer nos habitudes alimentaires françaises et prendre exemple sur nos voisins du Nord qui font de solides petits déjeuners riches en protéines, un repas léger à midi et un repas du soir en fin d'après-midi, pas trop tard et pas trop abondant.

Ne jamais sauter de repas, car l'organisme a tendance à stocker beaucoup plus le repas suivant.

Boire un maximum d'eau, pendant et entre les repas.

Faire un régime intelligent, c'est-à-dire changer son comportement alimentaire de façon durable, car les règles énoncées plus haut sur les calories stockables et non stockables resteront valables toute votre vie : ce sont des lois de la nature que l'on ne peut changer. Si donc vous êtes passionné de gâteaux au chocolat, il faut combattre cette passion funeste et apprendre à aimer autre chose...

Rappelons les grandes règles :

— Suppression totale des glucides dans un premier temps, et réintroduction très progressive une fois atteint le poids idéal, en compensant cet apport par une gymnastique équivalente.

— Manger peu de lipides, pour éviter de grossir et prévenir les risques d'athérosclérose.

— Manger des protéines et des légumes à volonté, en préférant les grillades et en n'oubliant pas le poisson qui est encore trop peu consommé chez nous.

Quelques exemples de ce que vous pouvez manger et de ce qui est déconseillé vous sont donnés à la fin du chapitre. Si l'envie de grignoter vous tenaille, mangez un œuf dur, une tranche de jambon ou un yaourt qui calmeront votre angoisse et ne s'inscriront pas sur la balance.

Faire de la gymnastique quotidiennement et, si possible, du vélo d'appartement, pour maigrir dans un premier temps et pour vous permettre de remanger un peu de tout sans problème par la suite. N'oubliez pas que l'exercice est indispensable au bon fonctionnement du corps humain et que si l'on considère l'évolution de l'espèce humaine dans son ensemble, il n'y a que très peu de temps que nous courrions derrière (ou devant) les mammouths. En ce temps-là, les obèses n'existaient probablement pas !

Éventuellement, prendre un traitement homéopathique ou des traitements classiques doux si vous n'y arrivez pas. Ils peuvent vous aider à démarrer et à régulariser les problèmes de terrain, ainsi que tous les problèmes psychologiques qui sont à l'origine des prises de poids (difficultés familiales ou professionnelles, boulimies par angoisse, manque de volonté ou de motivation...).

*
* *

C'est le rôle normal de votre médecin de vous aider par ses conseils et de vous accompagner dans votre effort, mais ne lui demandez pas de solution miracle ou de faire le régime à votre place. Même si l'on vous aide, il est indispensable de prendre en charge votre problème, ce qui est votre intérêt à long terme.

Si vous décidez de maigrir en suivant ces règles simples, sachez qu'**il n'y a pas d'échec** dans la mesure où vous jouez le jeu complètement : régime strict sans « extras », activité physique régulière. Même si vous avez déjà essayé sans succès, vous êtes maintenant en mesure de comprendre pourquoi. Reprenez donc le problème sur de bonnes bases, et vous y arriverez.

7. Quelques exemples (1)

a) Aliments interdits

— Sucre, sucreries, confiture, miel, chocolat, pâtisseries et, en général, tout ce qui contient du sucre.

— Pain, biscottes, pâtes, pommes de terre, riz, petits pois, haricots secs, féculents, farineux.

— Viandes grasses : porc, mouton gras, oie, canard, escargots.

— Gibiers en sauce, abats, charcuterie grasse, triperie, conserves de viande ou de poisson (sauf conserves de poisson au naturel).

— Fromages (sauf à 0 % de matière grasse), lait complet, condensé ou sucré.

— Entremets, crèmes, glaces.

— Tous les fruits, frais ou secs.

— Sodas, sirops, jus de fruits sucrés, l'alcool sous toutes ses formes (vin, bière, cidre, apéritifs, digestifs...).

b) Aliments autorisés

— Toutes les viandes bouillies, grillées, rôties sans corps gras.

— Cœur, foie, langue, toutes les volailles grillées ou rôties.

1. Vous trouverez tous les renseignements précis sur la composition de chaque aliment (vitamines, sels minéraux, oligo-éléments, protides, lipides, glucides, eau, fibres, valeurs caloriques...) dans l'ouvrage du docteur Yves-J. Charles et de Jean-Luc Darrigol : *Guide pratique de diététique familiale* (Éditions Dangles).

— Tous les poissons au court-bouillon, grillés, au four ou en papillotes. Tous les coquillages et crustacés.

— Les bouillons de légumes, tous les légumes verts (frais, surgelés ou en conserve) cuits à la vapeur.

— Les crudités et les salades.

— Café, thé, lait écrémé (liquide ou en poudre).

— Les fromages à 0 % de matières grasses, les yaourts nature.

— L'huile de paraffine pour les salades (contre la constipation).

— Les édulcorants de synthèse (les « faux sucres »).

— Le sel qui n'a jamais fait grossir personne sauf lésion rénale grave. On peut saler normalement les plats, sauf en cas d'hypertension.

— Égayez un peu la cuisine en usant largement d'épices, herbes, sauces à base de purée de légumes, condiments (cornichons, ketchup, sauce anglaise...).

Conclusion

Nous voici arrivés au terme de ce survol de la pathologie aiguë et des moyens thérapeutiques utilisables en pratique quotidienne. Nous espérons vous avoir été utiles et vous demandons de vous souvenir des grandes règles à appliquer face à un problème de santé :

Ayez une conscience claire de ce que vous pouvez traiter vous-même et des cas où vous devez impérativement faire appel à votre médecin. Autrement dit, ne pensez pas que vous avez entre les mains un condensé de la médecine qui vous permettra de tout faire tout seul. Les lacunes de ce livre sont nombreuses et souvent voulues (pour ne pas vous induire en erreur) ; il vous appartient de nous faire part de vos remarques et suggestions pour l'améliorer.

A l'inverse, chassez toute crainte injustifiée de votre esprit et **osez traiter ce qui est de votre domaine** ; nous avons fait en sorte de vous donner les meilleurs moyens pour l'apprécier. Le grand problème pour nous vient beaucoup plus des gens qui n'osent pas traiter des affections courantes, alors qu'ils sont parfaitement capables de le faire, que des gens qui outrepassent leurs compétences. Dites-vous bien que vous ne risquerez jamais, même si vous vous trompez de médicament, d'entraîner des effets secondaires ou toxiques avec ce que nous vous avons conseillé.

Le seul danger potentiel est de laisser évoluer sans traitement adapté une affection grave, mais l'expérience nous a montré que ce danger était négligeable et que nos patients se rendaient très bien compte de leurs limites.

Vous trouverez ci-après deux annexes complémentaires, l'une concernant les questions qui nous sont le plus souvent posées sur les détails pratiques des traitements homéopathiques, l'autre dressant une liste type de médicaments qui devraient idéalement se trouver dans toute pharmacie familiale bien comprise.

*

* *

Par ailleurs, nous espérons que vous aurez compris l'esprit général d'un médecin homéopathe moderne et de la place de l'homéopathie dans la médecine : elle ne peut se résumer à une simple technique thérapeutique complémentaire des autres, mais correspond à une vision particulière de la santé dans son ensemble. **Vision globale**, individuelle du malade dans sa maladie, mais aussi prévention et maintien de chacun dans son état de santé, c'est-à-dire en harmonie et en équilibre avec son environnement. C'est à ce titre que l'homéopathie est en accord avec les grandes orientations de la médecine de demain, dont elle a peut-être été l'initiatrice... Son efficacité dans les maladies aiguës vous convaincra sans doute de son utilité dans les problèmes plus chroniques et dans la recherche d'une vie plus équilibrée...

Nous espérons que ce livre vous aidera déjà à être moins anxieux pendant les week-ends. C'est notre vœu le plus cher.

ANNEXE I

Questions/réponses

Peut-on absorber de la menthe pendant un traitement ?

Oui, à condition que cela se fasse à distance des prises de granules. Classiquement, on conseille un intervalle d'1/2 heure avant ou après une prise de médicament. La menthe a longtemps été considérée comme un antidote de l'homéopathie. On évite, pour cela, les dentifrices contenant du menthol.

Les remèdes homéopathiques se conservent-ils longtemps ?

Oui, à condition de ne pas les ranger à côté de substances volatiles (comme éther, parfums, camphre) qui peuvent altérer l'action des médicaments. Ces précautions étant prises, les médicaments homéopathiques peuvent conserver leur action plusieurs années. Ils portent cependant une date de péremption puisqu'ils sont soumis à la même réglementation que les autres médicaments.

Peut-on prendre les granules au coucher ?

Il vaut mieux prendre ces médicaments 1/4 d'heure avant le coucher afin de pouvoir se laver les dents et garder ainsi une bouche propre.

Pourquoi des noms en latin ?

C'est une dénomination internationale. Elle correspond à une codification précise du produit.

Que signifie « CH » ?

Les médicaments homéopathiques sont préparés à partir d'une substance de base appelée teinture mère (TM) que l'on peut diluer successivement au dixième (DH) ou au centième (CH) selon une méthode stricte définie par la pharmacopée française. Par exemple,

5 CH signifie que la substance de base a été diluée cinq fois au centième, soit une déconcentration au dix milliardième...

Pourquoi n'y a-t-il pas de notice explicative dans les tubes ?

Elle serait inutile dans la mesure où les médicaments homéopathiques :

— ne présentent aucune contre-indication ;

— sont atoxiques ;

— sont toujours donnés sans avoir à calculer la posologie en fonction du poids puisque le remède n'agit pas par effet chimique mais comme stimulant spécifique de l'organisme ;

— sont prescrits selon le principe de similitude et qu'à un remède ne correspond pas un symptôme mais *un malade dans sa maladie.*

Existe-t-il une pilule homéopathique ?

Non. L'homéopathie va dans le même sens que les réactions naturelles du patient et ne peut donc s'opposer au déroulement naturel d'un cycle physiologique. En revanche, les effets secondaires de la pilule peuvent s'atténuer sous l'effet d'un traitement homéopathique bien conduit, en sachant toutefois que, dans ces conditions, on ne résout pas la cause du problème.

Peut-on prendre en même temps des médicaments classiques ?

Dans certains cas, oui. Par exemple, un malade souffrant d'hypertension artérielle peut bénéficier à la fois d'un traitement classique et d'un traitement homéopathique. Ce dernier a pour rôle de traiter le terrain, ce qui permet de réduire les prises de médicaments classiques. Il y a ainsi complémentarité entre les deux méthodes.

Combien de temps doit-on attendre l'effet d'un médicament ?

Dans une maladie aiguë, l'effet est très rapide, le retour à l'état de santé initial se faisant en général dans les 48 heures.

Pour une maladie chronique évoluant depuis plusieurs années, le retour à l'état d'équilibre varie dans le temps en fonction de l'ancienneté de la maladie et des capacités de réaction du sujet.

Y a-t-il des aggravations médicamenteuses ?

Il ne peut y avoir d'aggravation due à la toxicité du médicament. L'homéopathie est une thérapeutique réactionnelle et il arrive parfois que certains sujets présentent, en début de traitement, une exagération transitoire de leurs symptômes du moment. Celle-ci ne doit pas durer plus de quelques jours.

Peut-on prendre les granules avec les doigts ? Le problème ne se pose pas pour les tubes dose que l'on prend en une seule fois. Pour les granules, le bouchon sert de doseur et permet de prendre les granules directement.

Autrefois, la préparation des médicaments était artisanale et l'imprégnation n'était que superficielle. Les moyens modernes de préparations réalisent une imprégnation homogène jusqu'au centre du granule. Il est donc sans importance de les toucher.

Peut-on soigner les animaux par homéopathie ?

Oui, ils réagissent particulièrement bien à cette thérapeutique. Il existe toute une gamme de produits vétérinaires efficaces aussi bien sur les animaux de compagnie que sur les animaux d'élevage.

Les médicaments homéopathiques sont-ils remboursés par la Sécurité sociale ?

Oui et dans les mêmes conditions que les autres médicaments. Ils ont un statut officiel depuis 1965, date à laquelle ils ont été inscrits à la Pharmacopée française.

ANNEXE II

La pharmacie familiale

Un certain nombre de médicaments sont d'usage très courant et adaptés à un grand nombre de pathologies ; d'autres sont moins fréquemment employés, mais manquent toujours lorsqu'on a besoin d'eux. Nous ferons la distinction typographique entre ceux qu'il faut avoir absolument (en **caractères gras**) et les autres (en caractères maigres). Il sera également indiqué s'il faut les avoir en granules ou en doses (plus rares).

Le moyen le plus commode pour les stocker n'est pas la boîte à chaussures vide où tous les tubes se mélangent et où l'on perd un temps infini à retrouver ceux que l'on cherche, mais des rangements alphabétiques. Il existe dans le commerce des petits meubles spéciaux pour les tubes homéopathiques (demandez à votre pharmacien). Autrement, le moyen le plus pratique est encore la boîte à clous, avec de petits tiroirs en plastique sur lesquels on pourra mettre des étiquettes.

Par ordre alphabétique, il faudrait avoir :

Aconit 9 CH (granules).
Æsculus composé (gouttes et pommade à 4 % TM).
Allium cepa 9 CH (granules).
Antimonium crudum 9 CH (granules).
Apis mellifica 15 CH (granules).
Argentum nitricum 30 CH (dose).
Arnica 9 CH (granules).
Arsenicum album 9 CH (granules).
Arum triphyllum 5 CH (granules).
Aviaire 15 CH (dose).
Belladona 9 CH (granules).
Bryonia 9 CH (granules).
Calendula (flacon TM 30 ml).
Cantharis 9 CH (granules).

Capsicum 5 CH (granules).
Chamomilla 15 CH (granules)
China 9 CH (granules).
Cocculine (dose).
Coccus cacti 15 CH (granules)
Coffea 9 CH (granules).
Colocynthis 9 CH (granules).
Corallium rubrum 5 CH (granules).
Dioscorea 9 CH (granules).
Drosera 9 CH + 30 CH (doses).
Eupatorium perforatum 9 CH (granules).
Euphrasia 9 CH (granules).
Ferrum phosphoricum 9 CH (dose).
Gelsemium 9 CH (granules).
Gelsemium 30 CH (dose).
Hepar sulfur 30 CH (dose).
Hydrastis 5 CH (granules).
Hypericum 15 ou 30 CH (granules).
Ignatia 15 CH (granules).
Ipeca 5 CH (granules).
Kalium bichromicum 9 CH (granules).
Kalium bromatum 15 CH (granules).
Kalium phosphoricum 9 CH (granules).
Ledum palustre 5 CH (granules).
Mercurius solubilis 9 CH (granules).
Mercurius corrosivus 9 CH (granules).
Mezereum 9 CH (granules).
Nux vomica 9 CH (granules).
Oscillococcinum (dose).
Passiflora (gouttes TM en flacon 30 ml).
Phytolacca 9 CH (granules).
Podophyllum 15 CH (granules).
Pyrogenium 9 CH (granules).
Rhus toxicodendron 15 CH (granules).
Ruta graveolens 5 CH (granules).
Sabadilla 9 CH (granules).
Spongia 5 CH (granules).
Stramonium 9 CH (granules).
Sulfur 15 CH (dose).
Sulfur iodatum 9 CH (dose).
Thuya 30 CH (dose).
Urtica urens 5 CH (granules).
Veratrum album 9 CH (granules).
Vipera 9 CH (granules).

Il est bien entendu que les médicaments indiqués en caractères maigres ne sont en aucune façon moins importants ou moins actifs que les autres. Simplement, nous avons constaté qu'ils sont d'indication un peu moins fréquente, ou que l'on peut attendre le lendemain pour les prendre à la pharmacie.

Cette liste non limitative permet de faire face à la plupart des situations courantes, mais vous constaterez que, dans une famille, ce sont souvent les mêmes médicaments qui reviennent. Vous pourrez ainsi constituer **votre** pharmacie personnalisée.

Table des matières

Introduction 9
1. Samedi midi... 9
2. Qu'est-ce que l'homéopathie ? 10

Chap. I : **La fièvre** 19

Chap. II : **La grippe non compliquée** 33

Chap. III : **Les maladies infantiles** 41
1. La rougeole 41
2. La rubéole 44
3. La scarlatine 45
4. La varicelle 45
5. Les oreillons 46
6. La coqueluche 48

Chap. IV : **Pathologie O.R.L. : nez, gorge, oreilles** 51
1. Les rhumes 51
2. Les sinusites 57
3. Le rhume des foins 61
4. Les pharyngites 64
5. Les angines 68
6. Les otites 74

Chap. V : **Les affections des yeux** 79
1. Pathologie des yeux 79
2. Les conjonctivites 79
3. Le surmenage oculaire 82

Chap. VI : **Pathologie dentaire** 85
Interventions, hémorragies, douleurs, infections, poussées dentaires du nourrisson, aphtes.

Chap. VII : **Appareil respiratoire** 91
1. Enrouements et aphonies 91
2. La toux 93

Chap. VIII : **L'appareil digestif** 97
1. Les gastro-entérites 97
2. La crise d'acétone de l'enfant 101

Chap. IX : **L'appareil urinaire** 103
1. Les cystites 103
2. Les coliques néphrétiques 106

Chap. X : **Gynécologie et grossesse** 111
1. Les douleurs des règles 111
2. Les pertes vaginales 113
3. Les vomissements de la grossesse 114
4. L'accouchement 115
5. Suites de couches 116
6. L'allaitement 117

Chap. XI : **La peau** 121
1. L'urticaire 121
2. Les piqûres d'insectes 122
3. Les brûlures 124

Chap. XII : **Les traumatismes** 127
1. Les traumatismes par choc direct 127
2. Les traumatismes musculaires 128
3. Les traumatismes de l'œil 129
4. Les traumatismes osseux 130
5. Les traumatismes des terminaisons nerveuses 131
6. Les plaies 132
7. Les entorses 134
8. Les crampes 136

Chap. XIII : **Pathologie nerveuse** 139
1. Le trac 139
2. Les chocs émotionnels 142
3. L'insomnie 143
4. Les terreurs nocturnes chez l'enfant 146
5. L'énurésie 148
6. La douleur 150

Chap. XIV : **Divers** 155
1. Les jambes lourdes 155
2. Le mal des transports 156

Chap. XV : **L'amaigrissement** 159
1. Le traitement classique 159
2. Les gélules 160
3. Le traitement homéopathique 161
4. L'activité physique 162
5. Le régime 164
6. En résumé 169
7. Quelques exemples (aliments interdits et autorisés) 171

Conclusion 173

Annexe I : **Questions/réponses** 175

Annexe II : **La pharmacie familiale** 179

Table des matières 183

Pour tout renseignement complémentaire concernant ce livre, vous pouvez vous adresser directement aux auteurs :

Docteur BERTHIER Daniel
12, quai Jules-Courmont
69002 LYON

Docteur JOUANNY Jean-Jacques
26, rue Jean Boin
26000 VALENCE

Achevé d'imprimer sur les presses de l'Imprimerie BARNÉOUD
B.P. 44 - 53960 BONCHAMP-LÈS-LAVAL
Dépôt légal : octobre 2008 - N° d'imprimeur : 809099
Imprimé en France